KB234041

담적
痰積病

담적 痰積病

펴낸날 초판 1쇄 2009년 4월 10일 ｜ 초판 8쇄 2013년 1월 20일

지은이 하나한방병원(최서형 박사)

펴낸이 임호준
이사 이동혁
편집장 김소중
기획 편집 윤은숙 장재순 나정애 김영혜 권지숙
디자인 이지선 왕윤경 ｜ **마케팅** 강진수 이유빈 김찬완
경영지원 김의준 나은혜 박석호 ｜ **e-비즈** 표형원 공명식 최승진

디자인 씨오디 ｜ **일러스트** 여찬호 박현정

펴낸곳 비타북스 ｜ **발행처** ㈜헬스조선 ｜ **출판등록** 제2-4324호 2006년 1월 12일
주소 서울특별시 중구 태평로1가 61 ｜ **전화** (02) 724-7636 ｜ **팩스** (02) 722-9339
홈페이지 www.vita-books.co.kr ｜ **블로그** blog.naver.com/vita_books

ⓒ 하나한방병원, 2009

ISBN 978-89-93357-05-9 04510
ISBN 978-89-93357-04-2(set)

위장이 굳어지는
새로운 위장병의 발견과 치료법

담적

痰 病
積

하나한방병원(최서형 박사) 지음

헬스조선

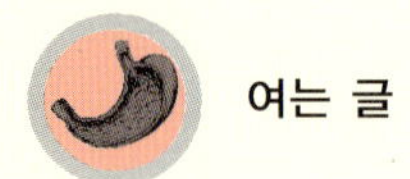 여는 글

1. 내시경을 해봐도 정상? 증상은 있는데 원인은 없다?

속이 답답해서 병원에 가보면 내시경 상에는 별다른 문제가 나타나지 않아 '신경성 위장 질환'으로 진단 내려지기 일쑤인데, 증상은 있고 해답이 없는 만성 신경성 위장 질환! 그래서 더 고통스러운 한국인의 위장.

이제 위장 외벽을 살펴보라. 그곳에서는 위염, 위궤양 같은 점막병보다 더 무서운 병이 진행되고 있다. 위장 외벽이 망가지는 새로운 형태의 위장병인 담적병(痰積病)의 발견으로 이 모든 궁금증과 고통을 해결한다.

2. 현대인은 비상벨이 고장 난 위장을 안고 산다!

과식하면 소화가 안 되고 더부룩하며 잘 체한다? 그래서 불편하다? 그것이 오히려 좋다는 것을 아는가?

위장은 자체적으로 몸 보호를 위한 경보 시스템을 갖고 있으면서 다양한 소화기 증상을 표현하는데, 현대인들의 위장 비상벨은 대부분 망가져 작동하지 않고 있다. 아무리 많이 먹고, 빨리 먹어도 소화에는 끄떡없다는 사람들, 자기 위장은 너무 튼튼하다며 건강에 자신하는 사람들. 자랑하지 마라! 비상벨이 고장 나서 그럴 뿐,

당신의 몸속에서는 큰 병이 자라고 있다.

3. 위장병 그까짓 거라고? 이제 침묵하던 '위장의 반란'이 시작됐다!

잘 참던 사람이 한 번 화가 나면 그동안 참았던 것까지 다 폭발하듯, 그동안 밥통 취급당해도 꾹 참고 일만 했던 위장이 드디어 반란을 일으켰다! 우리가 마구 먹은 음식, 밥통이 더 이상 견디지 못하고 무서운 담적병 되어 온몸을 휩쓰는 것이다. 간장, 심장, 머리, 피부, 관절 등 온몸 구석구석이 담적의 독소로 물들어간다.

만병의 온상이 되어버린 위장병, 이제 밥통 취급은 안 될 말이다.

점막이 아닌 위장 외벽의 문제 때문에 위장병이 발생될 수 있다는 생각을 하게 된 것은 임상에서 많은 실패와 좌절을 겪고서였다. 평소 간장과 위장 질환 중심의 임상을 했기 때문에 고질적인 위장병 환자를 많이 볼 수 있었는데, 거의 먹지 못해 깡마른 환자들은 아무리 좋은 약을 써도 약조차 넘기지 못해 번번이 실패로 끝나곤 했다. 그런데 이들에게서는 공통적으로 얇은 복부 근육 밑으로 따로 노는 듯한 돌같이 단단해진 조직들을 만질 수 있었다. 분명히 복부의 근육이나 지방층은 아닌데 누르면 매우 아프고, 내시경에 이상이 없으면서 복부 C-T로 확인해도 암이 아닌 그런 경결조직이 있는 것이었다. 처음에는 이것이 위장 외벽 조직이 굳어진 것이라고는 생각하지 못했다. 그러나 이들 환자를 계기로 심각한 소화불량 환자들에 대한 역학조사와 원주 의공학연구소가 개발한 위 외벽 굳기를 체크하는 기계를 적용해본 후 단단한 부분이 위장 외벽 조직이라는 확신을 가질 수 있었다. 나는 이러한 새로운 개념의 위장병을 담적병(痰積病)이라 칭하고, 이어서 일반적인 위장약 개념이 아닌 새로운 형태의 위 외벽 치료제를 개발하였다. 그 결과 전혀 치료에 효과가 없었던 환자들이 위 외벽 치료제를 복용한 후 위장이 움직이면서 음식을 먹을 수 있게 되었다.

임상의로서 나는 뛸 듯이 기뻤다. 그동안 진단과 치료에 애를 먹었던 신경성, 기능성 위장 질환의 실체가 바로 위장 외벽과 관계있다는 것을 알게 된 셈이니 의사로서 이처럼 보람 있을 때가 어디 있겠는가.

그러나 얼마 안 가 왜 외벽이 굳어지느냐에 대한 질문에서 막히고 말았다. 막연히 굳어진 조직이 있다고만 했지 그 기전을 설명할 수가 없었던 것이다. 이후부터 나는 미국의 기초의학에서 나온 위장외벽에 대한 자료를 뒤져가며 위장 점막 속에 감춰져 있는 속살 조직과 그곳이 왜 그리고 어떻게 변화되는지에 대한 연구를 시작했다. 막상 뚜껑을 열어보니 이곳에는 엄청난 기관이 존재하고 있고, 상상을 초월하는 기능이 펼쳐지고 있다는 것을 알게 되었다. 뿐만 아니라 위장으로 유입되는 많은 유해물질로부터 우리 몸을 보호하기 위해 위장이 수행하는 지혜로운 방법과 참을성에 감복하지 않을 수 없었다. 이곳은 그야말로 신비 그 자체였다. 그동안 '밥통'이라 불렀던 위장의 진면목을 모르고 마구 대했던 우리들의 어리석음을 일깨워주고 싶었다.

나는 점막 외벽 조직을 우리 몸의 중심이라는 뜻에서 미들 존(middle zone)이라고 명명하고, 미들 존이 손상을 받아 굳고 붓는 질병을 담적병이라고 정리하게 되었다. 이제 담적병과 미들 존의 발견으로 위장 질환의 범위가 크게 넓어졌고, 치료법 또한 새로워질 것이다. 특히 미들 존이 우리가 섭취한 음식물을 분해해서 전신에 공급하는 관문이기 때문에 이곳의 문제가 무수한 전신 질환의 온상이 된다는 사실을 알게 되면서 담적병은 새로운 국면으로 접어들었다. 미들 존에 축적되어 있는 담적 독소가 혈관과 림프를 통해 전신으로 퍼져 당뇨병, 간경변, 동맥경화증, 각종 자가면역 질환, 아토피 같은 피부 질환, 류머티스성 관절, 어지럼증, 치매 등과 같은 병을 만들 수 있다는 것을 담적 환자를 진단하고 치료하는 과정에서 확인한 것이다.

이제 담적병과 전신 질환, 떼려야 뗄 수 없는 양자 간의 병리적 인과관계를 주시할 필요가 있다. 향후 급식, 폭식, 과식과 독소가 함유된 음식이 미들 존에 어떠한 영향을 미치고, 또 질병 발생에 어떻게 관여하는지에 대한 연구가 반드시 이루어져야 할 것이다. 특히 석유화학 위주의 산업과 물과 땅의 오염으로 더 이상 우리 식탁이 안전하지 않게 된 오늘날, 음식과 질병과의 관계 연구는 너무나 중요한 의학적 과제가 될 것이다.

담적병이 전신 질환의 온상이 되는 만큼, 담적병 치료는 질병 온상을 개선한다는 측면에서 매우 근본적 치료라 할 수 있다. 이에 비해 현대의학은 몸의 문제보다 증상과 현상을 개선하는 데 초점을 맞추는 경향이다. 증상 소실은 잘 되는데 재발되거나 만성으로 이행되는 경우가 많은 것은 몸을 변화시키지 못했기 때문이다. 오히려 증상이나 현상 치료보다 이를 유발한 배경을 개선하는 게 진정한 건강을 위해선 훨씬 더 중요하다. 이것이 근본 몸을 개선하여 병을 없애는 참 의학인 것이다. 담적 치료를 통해 참 의학이 어떤 것인지 깨닫게 한 환자가 있다.

심한 여드름과 두통, 어지럼증, 전신 피로, 우울증 등을 호소하며 내원한 28세의 여자 환자 얘기다. 심한 담적병으로 진단하고 약물치료와 함께 전신에 퍼진 담적 독소 제거 치료를 적용한 지 2주쯤, 내 방을 찾은

이 환자는 담적 치료를 받고 여드름도 완화되고 두통과 어지럼증도 소실되어 몸은 많이 좋아졌는데 왜 소화가 안 되느냐고 항변하는 것이었다. 자신은 원래 소화 하나만큼은 자신했다는 것이다. 스트레스 받으면 엄청나게 폭식하고, 자기 전에도 꼭 라면을 먹고 잤는데도 전혀 문제가 없었다는 것이었다. 그런데 이 병원에서 치료 받고 조금만 더 먹어도 소화가 되지 않으니 어찌 된 연유냐고 불만을 제기하였다. 나는 이 환자에게 '당신 위장은 이제 정상적인 건전한 반응을 하기 시작했고 그래서 몸이 건강해질 것이니 걱정하지 말라'고 하였다. 그리고 '소화가 안 되면 그만 먹으라는 위장의 반응이니까 그때 음식을 조절하라'고 덧붙였다.

바로 이것이다. 이 환자의 소화 장애는 몸을 보호하기 위한 위장의 건전한 반응의 결과인 것이고, 담적 치료가 여자 환자의 변성되고 왜곡된 위장의 반응을 건전하게 교정시킨 것이다. 참 의학은 이와 같이 변성된 몸을 개선하여 몸이 건전한 반응을 하도록 하고, 사람들이 이에 순응하며 살도록 고쳐주고, 가르쳐주는 것이라 할 수 있다.

토마스 매큐언이 그의 저서 『의학의 한계와 새로운 가능성』에서 지적한 의학의 문제점을 보면서 향후 의학이 나아가야 할 진정한 방향을 가늠해볼 필요가 있다.

"의학 연구와 의료의 방향은 잘못되어 왔다. 왜냐하면 의학의 연구가 인간 건강에 대한 잘못된 가정 아래 이루어져 왔기 때문이다. 내적인 조작을 통하여 인체를 질병과 질병의 영향에서 보호하는 것을 건강 조건으로 간주한 것이다."

이 책은 위장이 얼마나 중요한 장기인지 그 진면목을 알려주고, 또 위장이 손상되면 위장병뿐만이 아니라 많은 전신 질병을 유발할 수 있다는 사실을 일깨워주기 위해 쓰인 책이다. 그래서 우리가 위장을 잘 관리함으로써 담적 독소로 오염된 오장육부에 생명의 신선한 기운을 불어넣어주기 위해서이다. 이 책에서 저자가 독자들에게 알려주고 싶은 핵심적인 메시지는 크게 4가지로 요약된다.

첫째는 그동안 내시경에 나타나지 않아 진단과 치료에 애를 먹었던 신경성, 기능성 위장 질환의 실체가 바로 점막 외벽 조직인 미들 존 손상에 기인한 것이라는 사실이다.

둘째는 여러 원인에 의해 위와 장 점막의 방어막이 깨질 수 있다는 점이다. 나는 이를 '의학 최고의 사건'이라고 했는데, 그것은 위장관의 방어막이 깨지면 위장으로 유입된 많은 유해물질이 전신으로 파급되어 많은 병의 온상이 되기 때문이다.

셋째는 현대 의학에서도 그 원인이나 병리 기전이 정확히 파악이 안 돼 치료에 어려움을 겪고 있는 많은 난치성, 만성 질환들이 담적병과 관계있다는 사실이다.

넷째는 위장 방어막 손상과 각종 전신 질병의 가장 대표적인 원인이 그릇된 식습관과 독성 음식이라는 것이고, 그래서 식생활을 개선하지 않으면 안 된다는 사실이다.

이 책은 의사들에게도 신선한 정보가 되겠지만 전문 의료인들을 대상으로 쓴 의학 전문서적은 아니다. 오직 우리 국민들이 그릇된 식습관으로 인해 많은 질병이 조장되고 있다는 사실과 그동안 몰랐던 만성, 신경성 위장 질환의 실체를 먼저 알려야겠다는 생각에 집필한 책이다. 향후 담적병의 실체를 과학적으로 규명하는 연구에 매진하여 식생활 개선을 통한 많은 질환의 예방과 치료에 기여하고자 한다.

끝으로 위장의 제반 생, 병리 기능 이론들이 너무 난해하여 일반 독자들이 이해하기 어려운 부분이 많았는데, 이를 쉽게 그리고 좀 더 재미있게 쓰느라 많은 시간을 보낼 수밖에 없었다. 이를 위해 수고를 아끼지 않은 정현주, 은지영 두 작가에게 감사를 드린다.

2009년 2월
최서형

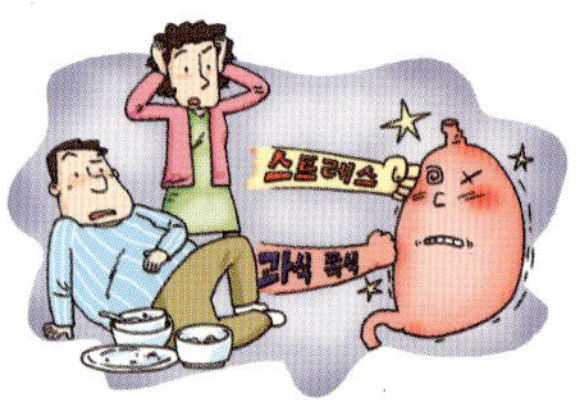

Part 05

담적병, 간경화·당뇨병 부른다

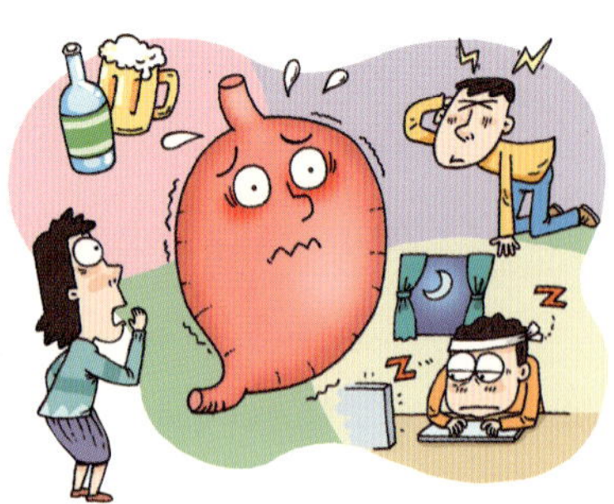

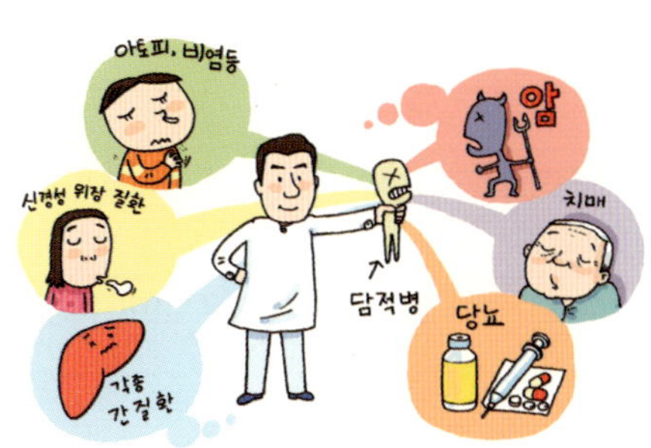

아토피, 비염등
신경성 위장 질환
암
치매
담적병
당뇨
각종 간질환

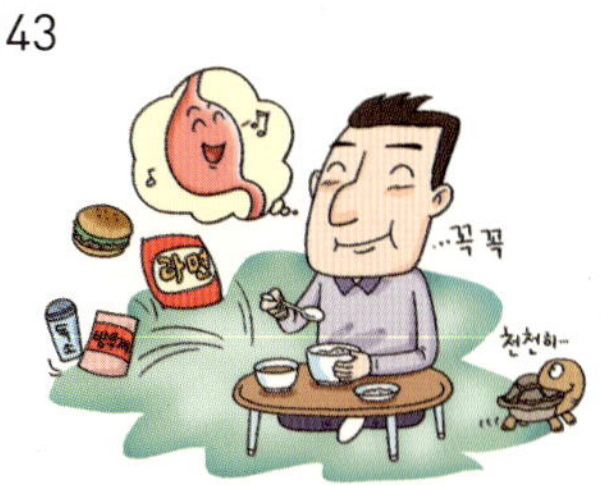

...꼭꼭
천천히

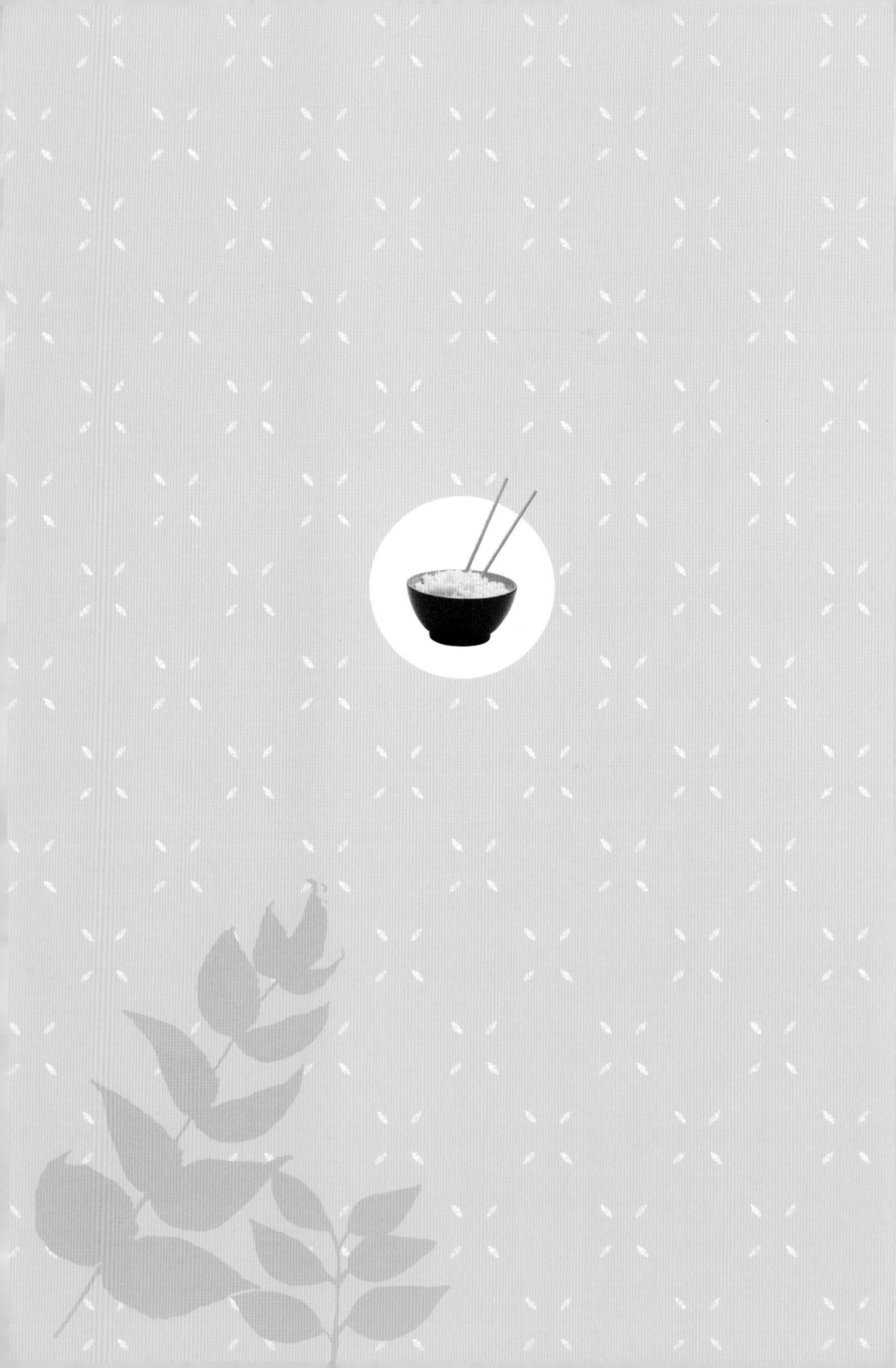

Part 01

내시경이 잡아내지 못하는 원인 모를 위장병

위장 질환을 앓는 환자들 대부분이 혹시 큰 병에 걸린 게 아닌가 싶어 병원을 찾아 위 내시경, 대장 내시경 등 각종 검사를 다 해보지만 위장에는 별다른 이상이 없다는 말만 들을 뿐이다. 아파 죽겠는데 신경 쓰지 말고 살라니 환자의 입장에서는 기가 찰 노릇이다. 쓰리고 아파 죽겠는데 검사결과는 깨끗해서 치료할 필요도, 치료할 수도 없기 때문이다. 내시경 상에는 특별한 문제가 없는데 명치끝 통증, 경련, 팽만감, 속 쓰림, 트림, 구토와 오심, 역류, 잘 체함 등과 같이 한국인의 위가 자꾸 불편해지는 이유는 무엇일까?

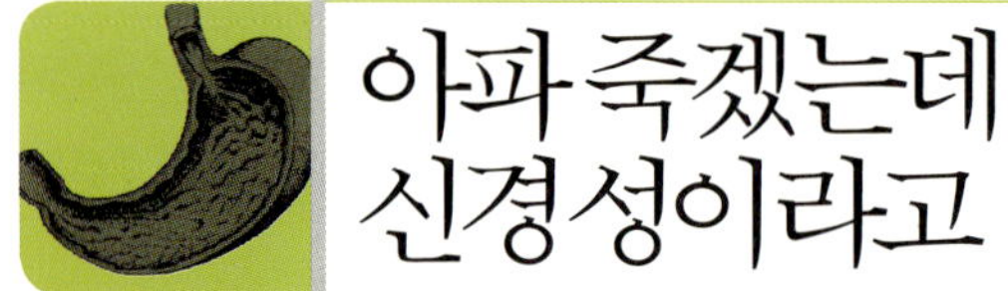

아파 죽겠는데
신경성이라고

"늘 속이 더부룩하고 가스가 차 있는 것 같습니다."

"명치끝이 꽉 막힌 것이 영 답답합니다."

"신경만 썼다 하면 여지없이 체합니다."

"바늘로 콕콕 찌르듯이 아픈 게 말로 표현할 수 없을 정도로 고통스럽습니다."

위장 질환을 앓는 환자들이 공통적으로 하는 말이다. 혹시 큰 병에 걸린 게 아닌가 싶어 병원을 찾아서 위 내시경, 대장 내시경 등 각종 검사를 다 해보지만 위장에는 별다른 이상이 없다는 말만 들을 뿐이다. 덧붙여 신경성이니 신경 쓰지 말고 마음 편안하게 생활하면 좋아질 것이라는 막연한 얘기만 듣게 된다. 아파 죽겠는데 신경 쓰지 말고 살라니 환자의 입장에서는 기가 찰 노릇이다. 암이나 궤양 같은 무서운 병을 진단

받지 않아 다행이지만, 생각해보면 신경성 위장병만큼 답답하고 애매모호한 질환도 없다. 쓰리고 아파 죽겠는데 검사결과는 깨끗해서 치료할 필요도, 치료할 수도 없기 때문이다. 기능성 소화불량증의 기준표인 '로마 기준 Ⅲ' 분류에 의거한 한 3차 의료기관의 기능성 위장 질환 역학조사 결과에 따르면, 방문한 환자 476명 중 19%(90명)만 기질적인 원인을 가지고 있었으며, 81%(386명)에서는 내시경 상 기질적 원인을 찾을 수 없었다고 보고하고 있다. 통계에 따라 다르지만 소화가 안 돼 내시경 검사를 하면 10명 중 7, 8명은 원인을 모르겠다는 것이다.

이렇듯 내시경 상에는 특별한 문제가 없는데 명치끝 통증, 경련, 팽만감, 속 쓰림, 트림, 구토와 오심, 역류, 잘 체함 등과 같이 한국인의 위가 자꾸 불편해지는 이유는 무엇일까?

대한민국 국민이라면 한번쯤 경험하는 "속이 쓰리다."

아리다 / 쑤시다 / 긁는 듯하다 / 찌르는 듯하다 / 찢어지는 느낌 / 따끔거린다

피부가 벗겨져 빨간 약을 발랐을 때, 쓰라리고 심하면 아프게 된다. 속 쓰림은 이러한 피부 쓰림과 똑같다. 쓰라린 피부와 마찬가지로 속 쓰림은 점막이나 상피세포의 틈이 벌어지면서 위산이나 자극 물질이 상피 아래의 신경을 건드릴 때 유발된다. 속 쓰림을 일으키는 질병에는 역류성 식도염과 약제에 의한 식도염, 미란성 위염, 위궤양, 십이지장궤양, 위암, 임신에 의한 역류증 등이 있다. 대부분 많아진 위산이 약해진 상피조직을 자극하여 쓰리게 한다.

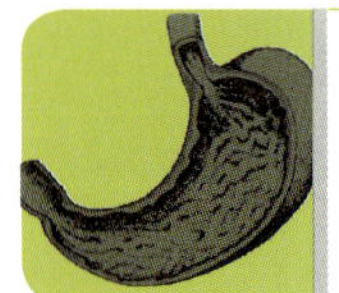

신경성에 숨어 있는 원인을 찾아라

본인은 아프지만 뚜렷한 원인을 찾을 수 없는 경우에 '신경성'이라는 병명이 따라붙는다. 대부분의 신경성 질환이 그렇듯이 근본적인 치료법이 없으니 이러한 질환을 가진 사람들은 대부분 숙명으로 받아들이고 산다. 하지만 위궤양 같은 실질적인 위장 문제를 앓고 있는 사람보다 더 애매한 고통 속에 속으로 끙끙 앓는 경우가 많다.

소화가 잘 안 되니 식욕이 떨어지고, 먹는 게 부실하니 기력도 떨어져서 일에 지장을 받고, 자연히 의욕 저하와 소화불량의 만성적인 악순환으로 이어진다. 그런데 가족이나 주위에서는 신경성 소화불량이 무슨 큰 병이냐고 꾀병 환자 취급하기 마련이고, 의사도 인정을 안 하고 신경쓰지 말라고만 하니 본인으로서는 더 짜증스런 하소연만 늘어가게 되는 것이다. 이런 의미에서 스트레스 많은 현대인에게 신경성이라는 진단명은 너무 무책임한 것일 수밖에 없다. 그러나 신경성 소화불량과 같은 기능성 위장 장애는 신경 안 쓰고 참고 살아도 되는 그런 사소한 질환이 아니다. 겉으로 드러난 의학적 문제는 없는 것처럼 보이지만 몸 안에 뭔가 큰 병이 숨겨져 있음을 고통스러운 증상으로 표현하는 신호이기 때문이다.

다음의 사례를 보면 너도 나도 앓는 신경성 위장병이라고 가볍게 넘길 문제가 아니라는 것을 알 수 있다.

밥도 못 넘기는데 이상 무?

키 162cm, 몸무게 38kg! 한눈에 봐도 병색이 완연한 50대 후반의 여성이 찾아왔다. 그녀는 최근 2, 3년 사이에 몸무게가 15kg 이상 빠졌다고 했다. 이 환자가 병원을 찾았을 때는 물만 먹어도 목에 걸려 곧 토하는 상황이었다. 거의 식사를 못하기 때문에 주로 대학병원에 입원하여

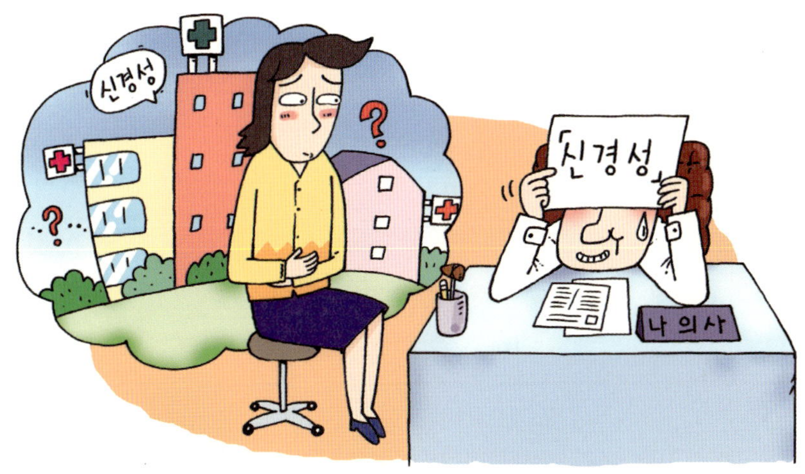

식사 대용의 영양제를 맞으며 연명하고 있었다. 그녀는 자신이 분명 암에 걸렸을 것이라고 생각하고 위장과 관련된 검사는 안 받아본 것이 없을 정도로 많은 병원을 찾아다녔고, 그때마다 아무 이상이 없다는 판정만 받았다고 한다. 전혀 치료 방책을 세울 수 없고 주는 약도 반응이 없다 보니 환자는 심한 불안과 고통 속에 살아갈 수밖에 없었다.

병이 들기 전까지 이 환자는 행상을 하며 살았는데 제시간에 식사를 하기 어려워 틈날 때마다 밥을 물에 말아 급하게 넘기는 식으로 끼니를 때웠다고 한다. 본원에서 복진을 해보니 복부 전체가 돌같이 단단히 굳어 있는 현상을 관찰할 수 있었다. 이처럼 위장이 굳어 있으니 위장 운동이 제대로 될 리가 없어 음식을 아래로 내려 보내지 못했던 것이다. 그런데 위장의 조직이 굳어진 상황에 대해서는 내시경이 관찰을 할 수 없어 '위장, 이상 무'라고 진단한 것이다.

암은 자라는데 이상 무?

기억에 남는 또 한 명의 환자는 44세 남자로, 미국에서 사업가로 성공한 해외 교포였다. 남부러울 것 없이 행복하게 살던 이 남성은 조카의 결혼식에 참석하기 위해 모처럼 한국을 방문하게 되었고, 한국에 온 김에 종합검진을 받아보겠다며 모 대학병원에서 검진을 했는데, 뜻하지 않게 위암 말기 판정을 받게 되었다. 마른하늘에 날벼락이었다. 불과 1년쯤 전에 미국에서 내시경 검사를 받았는데, 당시 약간의 신경성 위염 정도라고 했는데 어떻게 1년 사이에 위암 말기로 진행될 수 있느냐는 것이었다.

　　식도락가였던 그는 간혹 과식을 하게 되면 명치끝이 조금 갑갑한 정
도의 증상만 있었고, 배를 만져보면 뭔가 단단한 것이 있는 것 같고 약
간의 통증이 있었을 뿐 소화 때문에 고생한 적은 없었다는 것이다. 대부
분의 암 환자가 그렇듯이 그도 검사결과를 믿지 못하고 여러 병원을 찾
아다녔지만 검사결과는 여전히 위암 말기였고, 그때마다 극심한 불안과
싸워야 했다. 결국 그는 6개월 뒤에 미국에는 돌아가지도 못한 채 한국
에서 장례를 치르고 말았다. 위암 말기에 이를 정도의 문제가 위장 어디
에선가 진행되고 있었는데 내시경이 이를 탐지해내지 못했던 것이다.

알 고　있 으 면　유 용 한　위 장　상 식　**Tip**

가슴을 치며 울부짖는 한 마디 "답답하다."

그득하다/목에 걸린 듯하다/묵직하다/거북하다/체했다

답답함은 소통이 안 되거나 내려가지 않는 느낌이다. 소통이 막혔다는 것은 결국 신경을
통해 뇌에 전달되는 과정이 필요하다. 답답함이란 위장에 있는 신경 말단에서 받는 자극
이 뇌로 전달되어 표현되는 것이다.

우선 빨리 먹거나 폭식하는 경우에 인두, 후두부, 식도, 위, 십이지장 어느 부위에 가해진
물리적 화학적 충격이 신경 말단을 자극하고 신경은 이를 뇌에 전달하여 답답하게 느끼
게 하는 것이다. 이런 경우의 답답함은 과음, 과식, 폭식 등으로 인해 유발되는 음식 노폐
물이나 독소 유입으로부터 몸을 방어하기 위해 나타나는 생리적인 반응이다. 이러한 물
리적 자극이 없는데도 항상 답답하게 느끼는 경우도 있는데, 음식물을 삼키고 내려 보내
는 연하능력이 떨어져 있거나 스트레스가 원인이다. 스트레스에 의한 경우를 한의학에서
는 토득목이달(土得木而達)이라는 이론으로 설명한다. 위장이 음식을 아래로 내려 보내
기 위해서는 간장의 도움을 필요로 한다는 뜻이다. 간장의 도움은 원활한 신경 소통과 효
소 분비 활성화에 있다. 그런데 스트레스로 인해 간장의 기능이 응결(肝氣鬱結)되면 뇌
와 간장이 상호 연계되어 운행되고 있는 신경호르몬 분비 시스템이 응축되고 긴장되는
현상으로 이어진다.

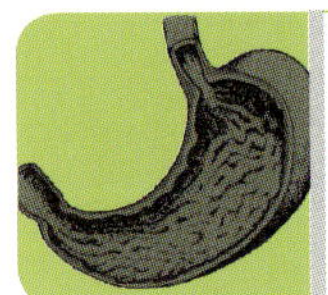

웰빙 음식의 한국,
위암 세계 1위

남성 암 환자 4명 중 1명, 여성 암 환자 7명 중 1명은 위암이라는 통계처럼 한국에선 너무 흔해서 '국민 암'으로 불리는 위암. 그런가 하면 서양인에게 많아서 서구 암이라 불리던 대장암도 이제는 간암이나 폐암을 물리치고 당당히 순위 2위의 급증세를 보이고 있다. 통계자료만 보아도 국민 병이라 불릴 만큼 문제가 심각한 한국인의 소화기 장기. 세계 많은 과학자들이 훌륭한 항암 음식으로 인정하고, 위와 장에 유익한 발효 음식인 김치와 된장, 청국장 등이 잘 발달된 한국이 어떻게 위암 발생률 세계 1위일까에 관해 우리 모두는 의문을 던지지 않을 수 없다. 더욱 의아한 건, 우리의 상식 밖으로 음식의 영양 상태나 위생 상태가 불결한 후진국보다도 한국의 위암 발생률이 높다는 사실이다. 혹자는 짜고 매운 음식이 원인이라고도 하지만 유럽이나 열대지방에서는 더 짜고 매운 음식을 즐기는 것으로 봐서 짜고 매운 음식이나 불결한 음식이 암 발생의 절대적 원인이 될 수 없다고 할 수 있다. 이렇게 유독 한국인에게서 소화기 계통의 악성 질환이 다발하는 이유는 무엇 때문일까.

증상은 있는데 해답이 없는 위장병, 웰빙 음식의 한국이 위암 세계 1위. 이와 같이 납득하기 어려운 한국인의 위장병 실태의 원인이 어디에 있는가를 탐색하기 위해 앞서 소개한 두 환자의 사례로부터 해결의 단서를 찾아보자.

두 사례 모두, 사람들이 고통 받고 있는 위장 실태와 내시경의 검사결과와는 큰 괴리가 있음을 보여주는 전형적인 사례라 볼 수 있다. 이것은 점막만을 관찰하는 내시경의 한계에 기인한 것으로 소화기 의학 분야의 딜레마로 자리 잡게 되었다. 그러나 이러한 딜레마는 내시경 소견을 절대적인 것으로만 제한하지 말고, 내시경으로 찾지 못하는 또 다른 위장 어딘가에 문제가 있을 수 있다는 생각을 하면 실마리가 풀리게 된다.

위장관의 입체적인 구조를 살펴보면 내시경이 관찰하는 대상인 점막은 전체 위장에서 일부임을 금방 알 수 있고, 또 위 점막보다 외벽 조직에 훨씬 복잡하고 다양한 기관이 존재하고 있다는 것도 관찰할 수 있다. 바로 이곳이 내시경이 그동안 탐지하지 못해 진단 내리지 못했던 70~80% 경우의 문제 영역이고, 또 심각하게 위암이 진행돼도 알아채지 못한 미지의 근원지가 아닌지 추론해볼 수 있는 것이다.

우리는 이러한 추론을 가지고 실제 임상에서 위장 점막 외에 어떠한 부분에 문제가 나타나는지를 살펴보고, 또 뭔가 특별한 문제가 있는지 알아보기 위해 다음과 같은 역학조사를 시행하였다.

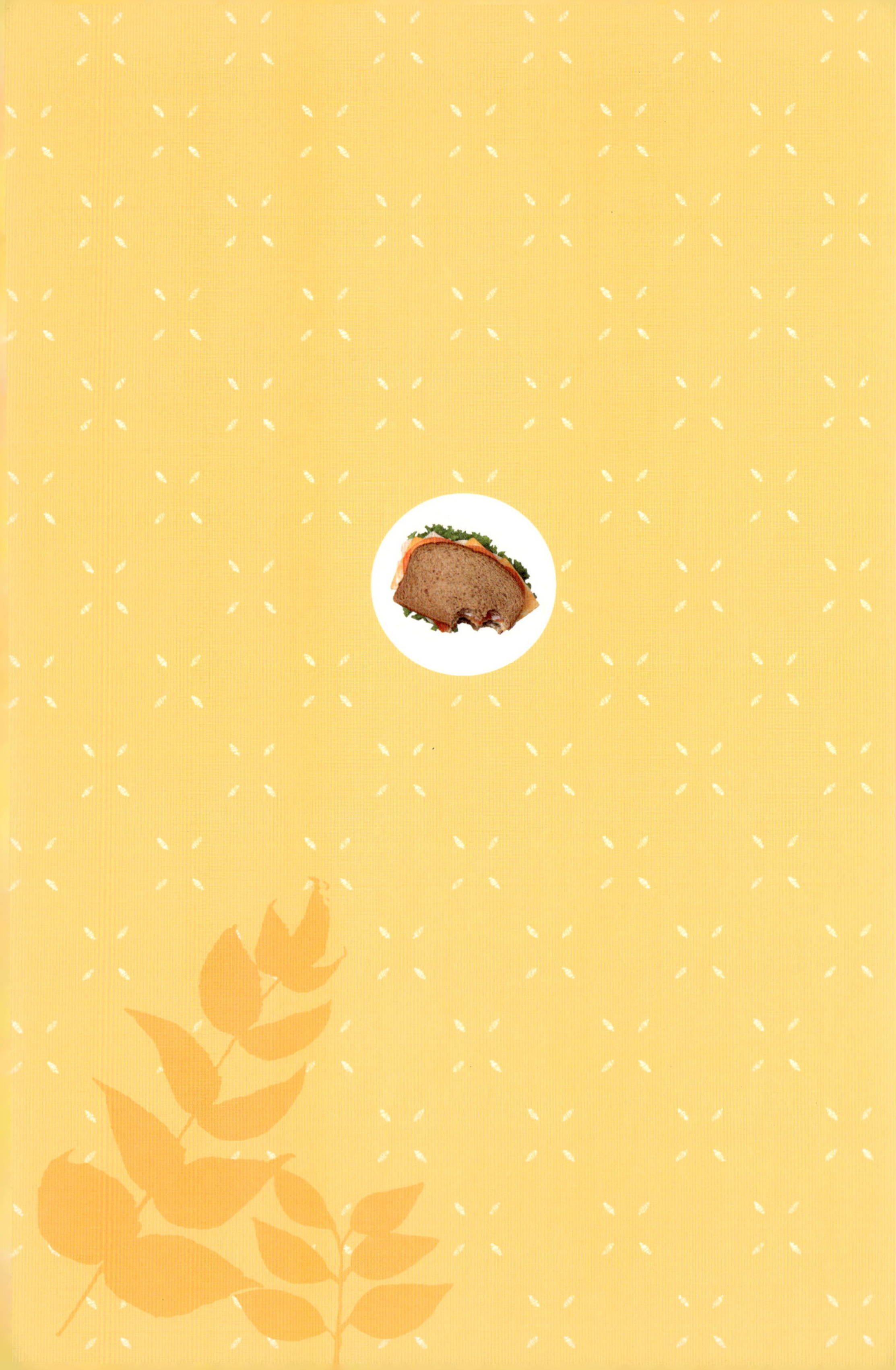

Part

02

위장은 알고 있다

2003년, 하나한방병원 소화기 내과팀은 심각한 위장 질환을 호소했지만 내시경 상 이상 소견이 없었던 환자 700여 명을 선정하여 의심이 되는 몇 가지 사항을 조사하였다. 연구팀은 우선 이들 환자를 대상으로 복진상의 상태가 어떠한지를 살펴 보기 위해 위와 장 외벽 조직의 굳기와 붓기, 압통 정도를 타진법과 압진법을 사용하여 통증과 굳기 정도에 따라 12단계로 분류하여 정리하였다.

내시경 소견은 정상인데 아픈 사람 700명의 공통점

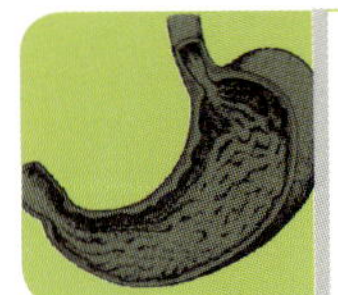

　　2003년, 하나한방병원 소화기 내과팀은 심각한 위장 질환을 호소했지만 내시경 상 이상 소견이 없었던 환자 700여 명을 선정하여 의심이 되는 몇 가지 사항을 조사하였다. 연구팀은 우선 이들 환자를 대상으로 복진상의 상태가 어떠한지를 살펴보기 위해 위와 장 외벽 조직의 굳기와 붓기, 압통 정도를 타진법과 압진법을 사용하여 통증과 굳기 정도에 따라 12단계로 분류하여 정리하였다. 그리고 이들 환자들의 식습관과 즐겨 먹는 음식, 호소하는 위장 증상과 두통이나 피부 증상, 같이 병발하는 전신 증상들을 파악하기 위해 설문조사를 진행했다. 또 위장과 장의 기능에 어떤 이상이 있는지를 파악하기 위해 기능 문제를 체크하는 진단기기인 EAV(경락공릉진단기) 검사 등 4가지 사항을 중심으로 조사 연구한 결과 다음의 사실들을 알게 되었다.

복부 진단 결과

거의 대부분의 환자에게서 위와 장 외벽에 덩어리같이 단단하게 느껴지는 굳은 조직을 촉진할 수 있었고, 눌렀을 때 심한 압통을 호소하였다. 압통 부위가 혹시 복부 근육이나 지방층이 아닐까 해서 이 부위를 손으로 집어 올리고 복진을 시도했을 때도 동일한 현상을 관찰할 수 있었다.

실제 본 병원과 원주 의공학연구소와 합작으로 위 외벽의 경결 상태를 초음파로 측정하는 기계를 개발 중에 있었는데, 시험 적용한 결과 복진상 굳어진 조직으로 판단된 부위에서 거의 동일하게 기계적으로도 경결조직 파형을 관찰할 수 있었기 때문에 눌러서 덩어리같이 단단하게 느껴지는 부위가 위와 장의 외벽임을 확신할 수 있었다.

한방 경락공능(EAV) 검사 결과

위, 대장, 소장, 십이지장의 근육 강도와 림프 상태, 신경과 혈관의 기능 상태를 관찰하기 위해 EAV를 적용한 결과 공통적으로 위·소장·대장·십이지장 등에서 포인트가 현저히 떨어져 있음을 알 수 있었는데, 이러한 수치는 독소나 사기(邪氣)에 영향을 받아 위장관의 정상적인 기능이 제대로 작동이 되지 않음을 의미한다.

설문조사 결과

환자들의 평소 식습관을 알아보기 위한 설문조사 결과 대부분의 환자들이 빨리 먹는 폭식, 과식과 같은 식습관을 가지고 있었으며, 특히 밀가루 음식에 편향되어 있거나 이 음식에 민감한 경우가 많았다.

실제 환자들 가운데 많은 사람들이 밥 먹을 시간이 거의 없어서 음식을 퍼 넣는다고 표현해도 좋을 만큼 빠른 식사를 하거나, 고기를 쌈에 싸서 먹자마자 이미 손은 또 다른 쌈을 싸는 정도로 허겁지겁 식사를 하고, 배가 불러도 맛있어서 자꾸 과식하게 된다거나, 식사 시간을 지키지 않다가 한꺼번에 폭식하는 경우, 밤 자기 전에 야식을 즐기는 경우, 라면, 빵, 국수 등 밀가루 음식을 위주로 하는 편중된 식사를 하는 경우, 밥을 물에 말아서 마구 넘기는 경우 등 그릇된 식습관을 가지고 있는 것으로 나타났다.

전신 증상

위장 환자의 많은 경우에서 위장 증상과 함께 전신 증상이 병발되는 경우가 많아 위와 장 외벽이 굳어져 있는 환자에게서 발병하는 증상이 무엇인지를 체크하기 위해 설문조사한 결과 두통과 어지럼증, 구역감, 구취, 기미, 여드름, 가슴 통증, 전신 피로, 자궁 질환 등이 다발하는 것으로 나타났다.

내시경상 나타나지 않으면서 심한 위장 증상을 호소한 환자들에게서 밝혀진 사실을 요약하면 다음과 같다.

1. 대부분의 환자가 급식, 폭식, 과식 등과 같은 식습관을 갖고 있다.
2. 위와 장 외벽이 붓고 단단히 굳어져 있고, 누르면 통증을 호소한다.
3. 붓고 굳어진 조직이 독소로 차 있으며, 이 독소가 전신으로 파급되어 다양한 전신 질환을 일으킨다.

→ 내시경 상 이상이 없는 신경성 위장병 환자들에게 공통적으로 나타난 사실
은 그릇된 식사법으로 인해 위와 장 외벽이 붓고 굳어지는 현상과 위장관 안에
많은 독소 환경이 조성돼 있다는 점이다.

먹어도 먹어도 허전한 이름이여 "공복감"

고프다 / 먹어도 고프다 / 허전하다 / 출출하다
저혈당 / 울적함 / 행복하지 않음 / 기대에 못 미침

병리적인 공복감이란 식사도 충분히 하고, 또 배가 고플 때가 아닌데도 배가 고픈 느낌이
다. 당뇨병에서는 저혈당 증상이나 당 이용 저하로 인한 공복감이 흔하다. 그래서 공복감
은 위장 장애보다는 대사 장애로 흔히 취급된다. 회충 등으로 인한 공복감도 마찬가지로
영양소의 대사 문제이다.

위장 문제로 생기는 병리적인 공복감은 위염으로 인한 속 쓰림과 동반하는 공복감인 경우
가 있지만 대부분 내장 신경계의 비정상적 반응에 의해 나타나는 경우가 많다. 이러한 현
상을 쉽게 설명하자면 음식이 자신의 위장 능력보다 과하게 섭취되면 내장 신경계가 판단
하여 뇌에 정보를 보내어 팽만감이나 통증, 구토, 설사 등의 증상을 발현시켜 더 이상 과
하게 음식이 유입되지 않도록 조절하고 방어하게 된다. 그런데 여러 원인으로(주로 음식
독소에 의함) 신경계가 변성되면 충분히 음식을 섭취했는데도 내장 신경계가 제대로 판단
을 하지 못해 뇌에다 그릇된 정보를 보냄으로써 뇌가 오히려 공복 호르몬을 분비시키게
된다. 이렇게 되면 쉽게 배가 고파지거나 공복감이 생겨 과식하게 되거나 어떤 때는 음식
을 안 먹으면 못 견디는 식탐 현상까지 발생되고, 또는 저녁 늦게 먹고 자야 편해지는 등
습관적인 폭식 현상이 나타난다. 이런 경우 대부분 당뇨병이나 암, 각종 대사증후군, 피부
질환, 중풍 위험인자가 높아지는 등 더 큰 문제가 몸에 발생하게 된다. 그것은 위장 신경
계의 가장 중요한 기능 중의 하나가 과도한 음식이나 독소가 위장으로 유입되면 신경계
가 이를 감지하여 뇌에다 통증이나 구토, 팽만감, 설사가 유발되도록 메시지를 보냄으로
써 음식 폐해로부터 몸을 보호하는 경보 기능인데, 신경계가 변질되면 이러한 감지 기능
을 하지 못해 음식 독소 유입이 마구 이루어져 몸이 손상되는 것을 방치하기 때문이다.

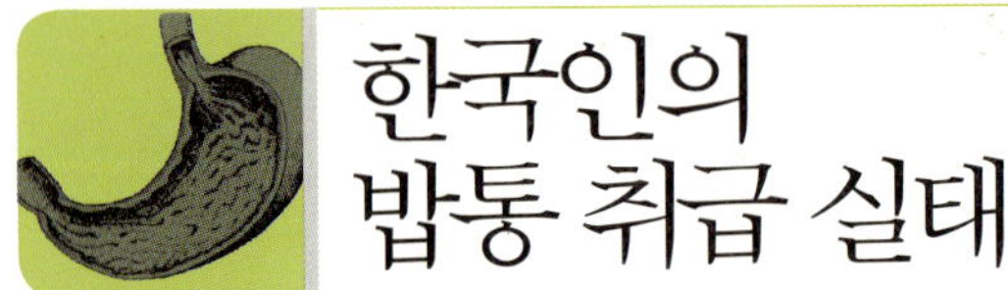

한국인의 밥통 취급 실태

예상한 대로이지만 역학조사를 통해 재확인된 바와 같이 한국인의 유별난 식습관이 위암 발생 1위, 이유 못 찾는 고질적 위장병의 주요 원인일지 모른다는 생각에 이번 기회에 위장을 마구 대하는 한국인의 식문화를 짚어보고자 한다.

많이 잘 먹는 것이 건강의 최고 덕목인 나라 한국

"안녕하세요?"라는 말보다 "식사하셨어요?" "밥 먹었니?"라고 끼니를 챙기는 것이 진짜 인사말로 통할 만큼 먹는 것이 중요한 한국인. 배부르게, 맘껏 먹는 것이 미덕인 나라가 된 연유에는 보릿고개를 겪으면서 잘 먹는 것이 더 절실한 가치로 형성된 자연스러운 문화의 소치일 것이다. 먹는 것을 최고의 덕목으로 생각하는 민족, 무엇보다 잘 먹고, 아무리 먹어도 소화만 잘되면 최고의 건강인이라고 자타가 공인하는 '먹는 것 중심의 건강관'을 가진 한국인.

하지만 올바른 식습관에 대해 알려주거나 알려 하는 사람은 그리 많지 않다. 많이 잘 먹는 것이 중요하지 어떻게 먹는 것이 질병에 뭐 그리 중요하랴 싶은 생각에 의학에서도 올바른 식사법에 관한 연구와 과학적 정보를 제시하는 데 소홀하고, 임상에서도 환자들에게 바른 식사법에 대해 강조하지 않는다. 오히려 아플 때는 더 잘 먹어야 한다는 강박관념에 각종 몸에 좋다는 음식부터 건강식품까지 과도하게 챙기는 것이 우리네 풍토다.

위장을 밥통쯤으로 생각하는 한국인

"아줌마 빨리요!"

"아줌마 금방 돼요?"

샐러리맨들이 밀집한 여의도 증권가, 점심시간이면 식당마다 들리는 소리다. 이는 분명 여의도뿐만 아니라, 낮 12시 점심시간 '땡' 치면 전국에서 들리는 외침일 것이다. 빨리빨리!

우리나라가 최근 몇 십 년 사이에 급속하게 상향 곡선을 그리며 눈부신 경제성장을 하게 된 것은 '빨리빨리'라는 한국인의 특성 덕분이라고 말한다. 하지만 의사의 입장에선 이렇게 말하고 싶다. 이 '빨리빨리' 근성 때문에 대한민국의 위장과 국민 건강은 하향 곡선을 그리게 되었다고.

개인차가 있기는 하지만 실제 우리나라가 천천히 먹는 식습관을 가진 선진국에 비해 식사 속도가 약 3배 정도 빠르다고 한다. 이렇게 마구 음식을 위에 집어넣으면 어떤 문제들이 발생되는지 전혀 의식 없이 위가

다 알아서 하겠거니 하면서 목으로 삼키고 있는 것이다.

아무리 늦어도 위장에 음식을 집어넣지 않으면 허전해서 잠을 이루지 못해 밤 12시라도 라면을 끓여 먹어야 안심이 되고, 배고프면 잠을 못 잔다나.

그리고 화가 나면 왜 그토록 위장에 화풀이를 하는 건지, 커다란 양푼 한가득 새빨간 고추장으로 비빈 밥을 끌어안고 퍼넣는다.

그저 위장에다 영양도 되지 못할 음식을 마구 집어넣기만 하면 밥통이 다 알아서 하겠거니 하면서 말이다. 이런 사람들의 대부분은 이렇게 섭취한 음식들이 위장에 들어가서 어떤 일이 진행되는지 전혀 생각 없

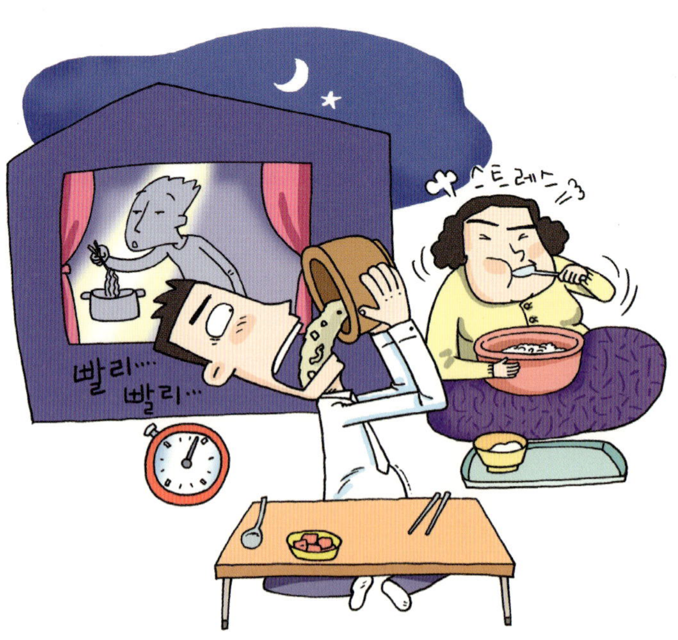

이, 먹는 게 남는 거고 먹어야 산다는 식의 생각으로 꽉 차 있다.

위장을 그저 밥통쯤으로 생각하고 마구 대하는 우리네 음식 풍토로
인해 정작 위장은 어떻게 망가져가고 있을까?

남편들을 위한 CF 속 만년 주인공 '위궤양'

위염보다 좀 더 깊은 점막까지 손상되면 미란성 위염이라고 부른다.
미란성이란 표피가 벗겨졌다는 뜻이다. 이보다 좀 더 깊이에 있는 점막하까지 손상되면
위궤양이다. 미란성 위염은 점막까지 헌 것이고, 위궤양은 점막하까지 헌 것이다. 점막 근
육의 바로 아래 있는 혈관이 노출되면 위 출혈이 생길 수 있다.
위암은 점막세포의 유전자가 돌연변이를 일으켜 생기며, 암의 과잉 증식은 다른 조직들
에 손상을 입히게 된다. 점막세포의 돌연변이는 점막하 조직에서의 문제와 깊이 관련되
어 진행된다.

이제야 조금 긴장되는가? '십이지장궤양'

십이지장은 소화와 흡수를 같이 하는 대표적인 장기이다. 소화를 하며 흡수를 하는 과정
에 점막 손상이 쉽게 일어날 수 있으며, 이것은 십이지장염이나 십이지장궤양으로 나타
난다. 이러한 염증성 상태가 확인되지 않더라도 각종 소화불량 증상이나 불편감이 나타
날 수 있는데, 그것은 십이지장이 관여하는 다양한 소화와 흡수 기능을 생각하면 쉽게 추
정할 수 있는 것이다.
흡수를 주로 하는 작은창자인 공장과 회장은 통증이나 쓰림과 같은 증상이 없기 때문에,
정확한 상태를 파악하기가 쉽지 않다. 작은창자의 염증은 주로 설사로 나타난다. 흡수되
지 못하니 설사하게 되는 것이다.

03

내시경이 못 보는 위장의 세계 미들 존 (middle zone)

위장은 사람에 따라 다르지만 약 3~8mm 두께와 4층으로 형성된 입체적 조직이다. 그리고 장은 이보다 얇지만 위와 비슷한 벽 구조를 지니고 있으며, 흡수에 용이하도록 라디에이터와 같은 모양의 융털돌기를 갖추고 있다. 점막 밖으로 나가 보면 얇은 조직 안에 대단히 복잡하고 세세한 기관들이 존재하고 있음을 볼 수 있다.

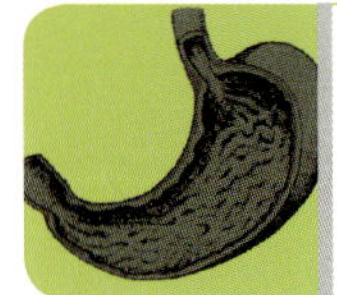

두께 3~8mm
위장의 새로운 발견

점막은 이상이 없는 것으로 확인된 위장병 환자들에서 공통적으로 위장 외벽 쪽에서 압통과 함께 굳어져 있는 조직이 촉진되는 현상을 확인하고, '증상은 있는데 이유가 없는 한국인의 위장병'의 모든 답이 이 부위 조직에 있을 것으로 생각해 점막 외벽 조직에 대한 탐색을 하기로 했다.

지금부터 내시경 검사를 받는 상상을 해보자.

침대에 누워 있으면 입을 통해 내시경 기계가 들어가기 시작한다. 기계가 입 안을 통과하고 기도를 넘어서면서 모니터를 통해 위장 속이 보이기 시작한다. 주름 잡힌 골목길과 같은 식도를 지나 위장 안에 도착하면 선홍빛의 위장이 보인다. 그리고 카메라를 통해 의사는 상처나 충혈은 없는지, 핏자국은 없는지, 용종은 없는지 등등을 살핀다. 그렇게 내시경 검사를 치르는 약 5~10분 사이, 우리네 위장 상태는 눈에 보이는 점막 결과에 의해 결정된다. 하지만 내시경을 통해 보았던 위장은 말 그대로 위장 내부의 표면이다!

주머니 모양의 위장은 3~8mm의 두께와 4층으로 이루어진 입체적인 기관이지만, 내시경을 통해 관찰한 위장의 상태는 점막 내부의 표면만 본 것이다.

지금부터는 위장 점막의 표면이 아닌, 점막 밖의 조직에 대해 이야기하려 한다.

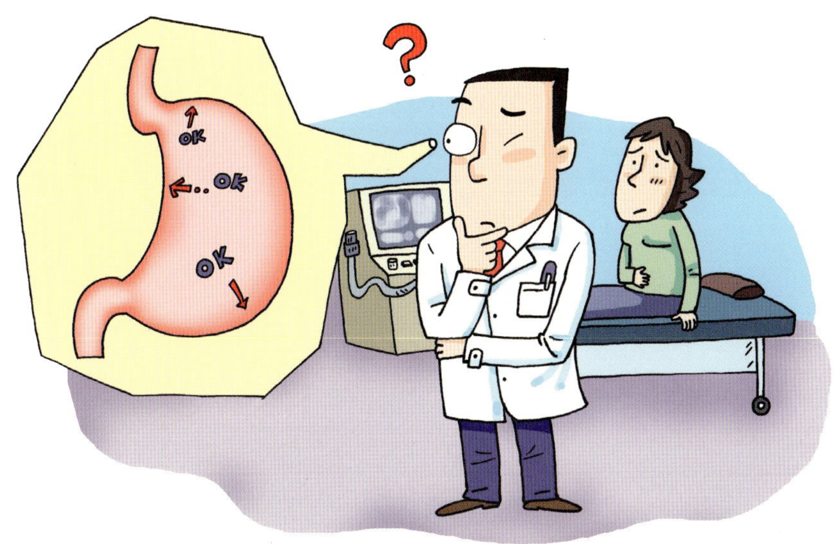

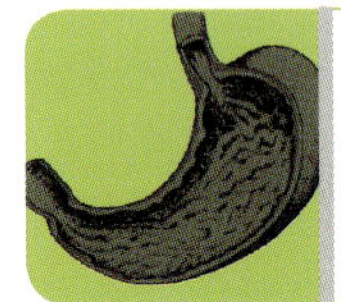

점막 속에 감춰진 첨단 사령부

위장은 사람에 따라 다르지만 약 3~8mm 두께와 4층으로 형성된 입체적 조직이다. 그리고 장은 이보다 얇지만 위와 비슷한 벽 구조를 지니고 있으며, 흡수에 용이하도록 라디에이터와 같은 모양의 융털돌기를 갖추고 있다. 점막 밖으로 나가보면 얇은 조직 안에 대단히 복잡하고 세세한 기관들이 존재하고 있음을 볼 수 있다.

이곳에는 우리 몸 최고의 면역기관인 GALT(Gut Associated Lymphoid Tissue, 위장 림프 조직)라는 고도의 면역계가 있고, 위장관 내부에서 활동하는 내인신경계, 그리고 외부의 뇌와 척수와 연결되어 있으면서 활동하는 외인신경계가 있다.

특히 면역 시스템은 우리 몸에서 가장 방대한 수준의 조직을 자랑하고, 신경계도 척수신경보다 훨씬 많이 내재되어 있어 가장 정예화 된 군

대조직과 정보기관이 위장 내에 존재하고 있는 셈이다. 조물주가 이와 같이 위장에 고도의 방어기관을 설치한 이유는 우리 몸을 건강하게 지키는 데 있어 위장이 가장 중요한 임무를 수행하기 때문일 것이다.

또한 위장 운동과 각종 효소 분비를 중간에서 원활하게 수행되도록 매개하는 호르몬계, 그리고 소화 촉진 효소와 각종 위장 보호 점액물질을 생산하고 분비하는 분비기관, 음식물을 골고루 섞고 아래로 내려 보내는 강한 힘을 갖고 있는 근육계, 위장과 전신과의 사이에서 영양분과 에너지를 서로 보내주고 공급 받는 혈관 그물망 조직 등 인간의 능력으로는 다 찾아내기 힘들 만큼 많은 구조로 이루어져 있다.

이들은 단독으로 작용하는 게 아니라 뇌와 서로 연결되어 있으면서 몸 전체의 관점에서 서로 간에 협조와 균형과 견제의 정신을 가지고 온전한 소화, 흡수, 배설, 면역, 보호 경비, 정신 기능 등 신비한 일들을 수행하고 있는 것이다.

이와 같이 내시경이 못 보는 밥통의 세계는 우리가 상상하는 것보다 훨씬 복잡 미묘한 구조로 이루어져 있을 뿐 아니라, 기능 또한 너무 오묘해서 아무리 발달된 과학적 식견을 가지고 파헤친다 하더라도 그 기능을 다 파악할 수 없을 정도이다. 그저 소화운동이나 하는 곳으로 알고 있었던 장기치고는 지나치게 고도의 시설을 지니고 있는 셈인데, 사실 따지고 보면 이곳은 우리 몸을 지탱하는 모든 영양 원료를 공급하는 1차 공급처일 뿐 아니라, 위장으로 유입되는 엄청난 물질들 가운데서 우리 몸에 유해한 물질이나 독소가 공급되지 않도록 걸러내는 정화조 역할을 하는 너무도 중요한 곳이기 때문에 이에 걸맞은 시설이어야 한다. 만약 이곳이 손상되어 정화조 역할을 제대로 하지 못하면 우리 몸은 하수도

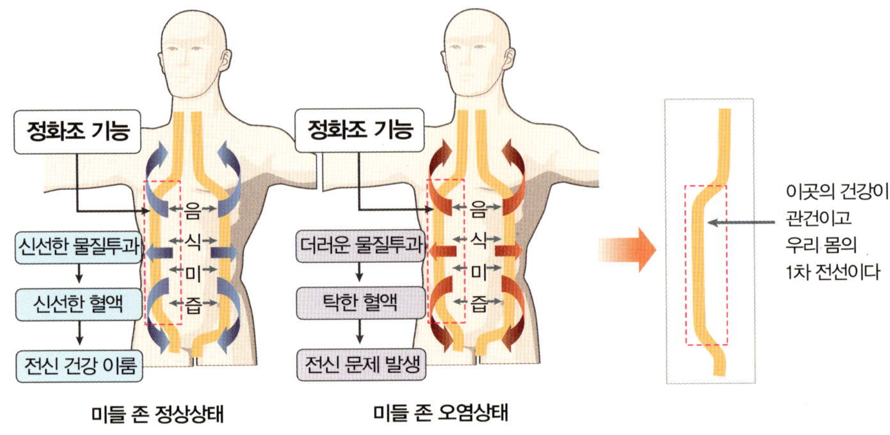

• **미즙**(糜汁:chyme) 음식물이 위의 소화에 의해 분해된 반 유동성 물질

의 더러운 것이 도시로 넘쳐 오염되는 현상과 같이 많은 유해물질들이 혈관이나 림프계를 통해 전신으로 파급됨으로써 우리 몸은 서서히 질병 상태로 빠지게 될 것이다. 이곳의 상태는 그야말로 우리 몸 전체가 건강으로 가느냐, 아니면 질병으로 가느냐의 관건이 되는 것이다.

제2의 뇌(2nd Brain)로 불리는 위장

"이런 밥통 같은 사람을 봤나?"

흔히 위장을 밥통이라고 얘기한다. 밥통이란 사전적인 의미로 밥을 담는 그릇이니 일부 맞는 말이다. 하지만 밥통이 쓰이는 또 다른 자리는 머리가 나쁜 사람, 밥만 축내는 멍청한 사람에 비유되기도 한다. 종합해 보면 밥통은 밥만 담는 그릇, 생각 없는 멍청한 사람으로 통용된다. 하지만 그거 아시나? 밥통이라 불리는 위장이 우리 몸에서는 제2의 뇌라 불리는 사실을!

아마 이러한 사실을 알게 되면 이제 위장을 더 이상 밥통이라고 부르지 않고 경외감을 가지고 매우 조심스럽게 대하게 될 것이다.

지금부터 운동을 하기 위해 헬스클럽에 갔다고 가정하자. 준비운동을 하고 요즘 유행인 근육질의 몸매를 만들기 위해 아령운동을 시작하려고 한다. 이때, 우리의 뇌는 마치 컴퓨터 회로가 작동하듯 빠르게 움직인다. 여러 영역의 뇌신경들은 그동안 각자의 경험을 토대로 어떻게 드는 것이 가장 좋은가 회의를 하고, 그 최종적인 결과를 전두엽이 판단하여 운동신경에게 명령을 내린다. 운동신경은 그 명령에 따라 근육에 움직이라는 신호를 보내는데, 이때서야 근육은 수축을 해서 딱딱한 뼈를 움직여 아령을 들 수 있게 된다. 이러한 과정은 '나'(뇌)라는 주체가 판단하고 조절하여 이루어지기 때문에 수의적인 운동이라고 부른다. 하지만 심장이나 위장의 운동은 내가 의식적으로 이래라, 저래라 하면서 조절하는 기능이 아니고 불수의적인 운동 시스템으로 진행된다. 이러한 신경들은 스스로 알아서 조절하기 때문에 자율신경이라고 한다.

위장에 분포되어 있는 내장신경은 자율신경으로서 위장에서 진행되는 대부분의 상황에 대해 스스로 판단하고 조절한다. 물론 위장에는 외장신경계가 있어 내장신경의 정보를 뇌와 척수신경에 전달하여 상호 협조 노력을 하기도 하지만, 많은 부분에서 뇌의 간섭 없이 위장 내의 상황을 알아서 판단하여 스스로 기능한다. 마치 회사 사장한테 일일이 결재를 받지 않고 일선 부서에서 자체적으로 판단하여 일을 수행하는 것과 같은 이치이다.

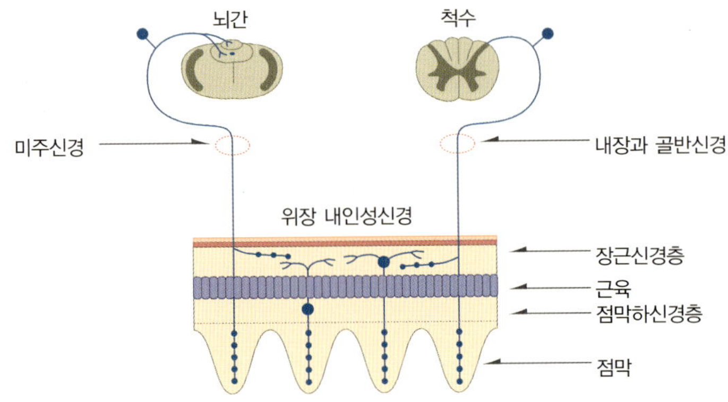

　그런데 이러한 위장에서의 자율적인 내인신경이 다른 어떤 장기보다 훨씬 많고 중요한 일을 수행하고 있다는 것이다. 우리 몸에서 뇌 다음으로 신경 숫자가 많고, 신경 전문기관인 척수신경보다도 5배나 된다고 하니 위장에 이렇게 많은 신경이 필요한 이유는 무엇일까?

　그것은 외부에서 끊임없이 유입되는 많은 종류의 좋고 나쁜 음식물들에 대해 선별하고 대처해 나가는 임무가 너무나 많고 급박하기 때문일 것이다. 내장신경은 외부에서 들어온 음식물을 유효 성분과 독소 성분으로 분류하고, 또 분류된 모든 음식 성분의 좋고 나쁜 정보를 위장관의 내장신경계와 면역세포에 그대로 기억하는 등 엄청난 양의 일을 수행하고 있다. 그리고 기억된 정보에 기초해서 신경계와 면역계가 서로 협조하면서 음식물 성분에 따라 적절히 대응하는데, 이와 같은 신경계와 면역계가 서로 협조는 과정은 매우 복잡하고 정교한 작업이고, 또 뇌의 간섭을 약간 받긴 하지만 대부분 둘이 연합하여 스스로 해결하는 매우 오묘한 고도의 기관이다. 이렇듯 위장은 우리 몸을 보호하고, 유지하기 위해 스스로 알아서 판단하고 작동하는 매우 똑똑한 장기인 것이다. 그래서 모든 장기 중에서 유독 위장을 '제2의 뇌'라고 특별 대우하는 것이다.

위장 속 면역의 총사령관 위장 림프 조직 GALT

점막 속에는 엄청나게 복잡한 면역기관이 존재한다. GALT(갈트, gut associated lymphoid tissue)라고 이름 지어진 이 면역 시스템은 전신 면역의 최전선 역할을 한다. 위장으로 유입되는 많은 독소나 이물질에 대해 우리 몸을 보호하기 위한 방어 기능을 끊임없이 수행하는 시스템이다.

갈트의 면역 방법은 신비로울 정도로 지혜롭다. 위장에서 면역을 담당하는 대부분의 면역세포들은 세균이나 독소, 이물질에 대해 무조건 싸우는 형태의 면역 반응으로 입력되어 있기 때문에 면역을 하면서 어느 정도는 위장 조직을 손상시킬 수밖에 없게 된다. 그런데 갈트는 전체 몸을 생각하면서 이러한 면역세포들을 조정한다. 싸우더라도 위장 조직이 손상되지 않도록 하고, 그뿐 아니라 어떤 세균에도 해를 입지 않으면서 세균을 제거하는 지혜로운 방식의 면역을 주도하는 것이다. 그래서 갈트의 면역 형태를 관용면역이라고 한다.

예를 들어 두 사람이 싸우고 있다고 가정하자. 싸움의 방법에는 서로 삿대질을 하고 욕을 하는 폭력적인 방법과 싸우더라도 대화로 풀면서 해결하는 평화적인 방법이 있다. 전자의 경우는 많은 부작용과 후유증이 남으면서 일도 해결되지 않는 결과를 초래하지만, 후자의 경우는 싸운 흔적 없이 원만히 해결도 되는 그야말로 가장 이상적인 대응 방법이 아닐 수 없다. 싸우지 않으면서도 유해인자의 독소를 무장해제해야 하니까 관용면역은 보통 어렵고 지혜가 필요한 것이 아니다. 이러한 관용면역 성공의 열쇠는 세균을 적으로 인식하지 않는 것에서부터 시작한다.

갈트가 관용면역을 하니 망정이지 그렇지 않으면 우리 몸은 한시도 쉬지 않고 복통과 설사, 구토, 염증 등에서 벗어나지 못할 것이다. 그만큼 갈트의 관용면역은 우리 몸을 평화롭게 유지하기 위해 싸우지 않고 전쟁을 이기는 지혜자인 것이다.

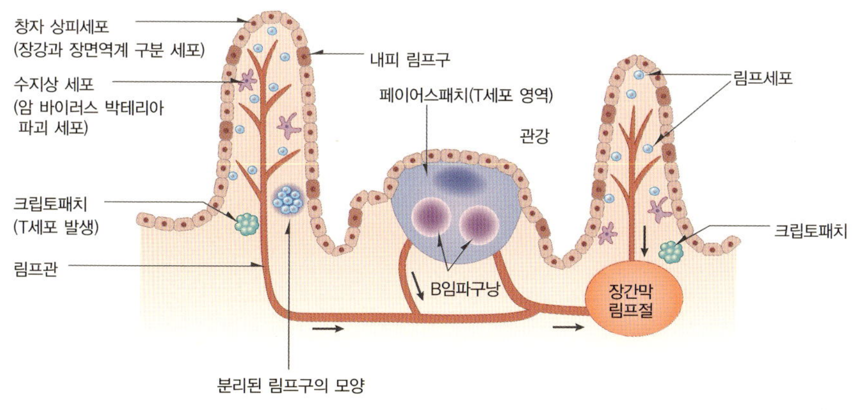

위장은 우리 몸의
최전선 전쟁터

가끔씩 위장병으로 찾아오는 환자들을 만나면 먼저 질문을 던진다. 우리 몸속의 장기 중에서 위와 장이 하는 일이 뭐냐고? 대부분은 음식을 소화하는 곳이다, 한 걸음 나아가면 영양분을 흡수하는 곳이라고 대답한다. 맞는 말이다. 하지만 이것은 분명 절반의 정답이다.

정확히 얘기하면 위와 장은 중요한 면역 장기이다. 그것도 가장 중요한 면역 장기인 것이다. 위장은 외부로부터 우리 몸을 보호하기 위한 전쟁을 끊임없이 수행하는 기관이다. 면역이란 우리 몸이 갖고 있는 신비로운 기능 중의 하나로, 우리 몸에 유입되는 물질이나 세균과 같은 외부 인자나 독소 등이 몸으로 퍼지지 않게 하기 위해 유입되는 모든 인자에 대해 좋고 나쁨을 판단하고, 이에 따라 저항과 관용과 싸움 등을 함으로써 몸을 보호하는 일체의 기능이다.

그러면 면역 장기라 불리는 위장은 어떻게 면역 기능을 수행하는 것일까?

먼저 외부에서 들어온 음식은 우리 몸에 흡수되기 좋게 최대한 작게 만드는 소위 소화라는 과정을 거친다. 위는 믹서처럼 음식물을 물리적으로 깨뜨리고, 또 침 속의 아밀라아제, 위의 펩신, 위산 등의 화학적 물질들에 도움을 받아 더 작은 음식물로 부순다. 멀건 죽의 형태로 소장으로 넘어가고, 다시 소장에서는 각종 소화 효소들의 도움을 받아 더 한 번 소화된 후, 흡수되어 문맥을 통해 간장으로 간다. 흡수된 대부분의 음식물들은 에너지의 원료로 이용되고, 근육이나 뼈와 같은 몸의 구성 성분이 된다.

이러한 과정에서 독성이 함유되어 있다고 판단되면, 유해물질이 간장이나 몸을 손상시키기 때문에 위장관의 면역 시스템은 즉시 가동되기 시작한다. 그런데 중요한 것은 면역 기능이 약해도 안 되고 지나쳐도 안 된다는 것이다. 면역 기능이 약해지면 몸은 온통 균과 독소로 물들게 될 것이고, 또 너무 지나치면 계속 전쟁과 같은 양상이 연출될 것이기 때문에 위장관의 면역 시스템은 강함과 절제가 균형 있게 운영되는 고도의 지혜로운 기능인 것이다. 실제 면역 기능이 약해 독성물질들을 효과적으로 제거하지 못해 발생되는 질환으로는 그동안 원인을 알지 못해 기능성으로 분류했던 각종 위장관 질환을 비롯해서 지방간, 동맥경화, 편두통, 어지럼증, 당뇨병, 각종 근육병 등을 들 수 있고, 반대로 과잉적인 면역 반응 때문에 생기는 흔한 병에는 각종 피부병이나 아토피, 류머티스 관절염, 베체트 증후군, 알레르기성 피부염이나 비염 등을 들 수 있다.

이와 같이 위장은 우리 몸에 들어오는 외부의 다양한 물질들이 몸에 해로운지 이로운지를 판단하는 1차 관문이고, 몸의 최전선에서 우리 몸을 보호하기 위해 땀 흘려 면역을 담당하는 곳인 것이다. 그래서 위장은 우리 몸의 평화를 위해 24시간 긴장감으로 보초를 서는 면역경비구역 JSA라 말할 수 있다.

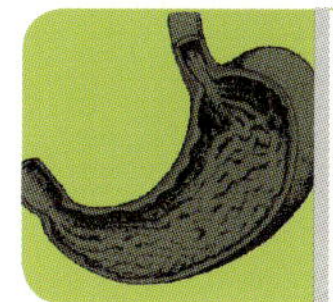

숨겨져 있던 위장의 진면목을 찾다

내시경으로는 볼 수 없지만 수많은 위장 질환과 각종 전신 질환에 관여하는 위장 외벽, 우리 몸의 정화조 역할을 하는 이 부위를 연구진은 고심 끝에 미들 존(Middle Zone)이라 명명하였다.

한의학에서는 소화기계(비위)를 '중앙 토(中央 土)'라고 지칭하고 있다. 위장의 기능이 흙과 같이 지구상의 모든 생물을 자라게 하고, 많은 노폐물이나 독소들을 흡수하고 용해하는 기능을 지니고 있다고 해서 위장을 흙(土)으로 비유했고, 또 위장이 우리 몸 모든 기관의 중심이라는 인식에서 '中央 土'라고 표현한 것이다. 한의학에서 위장을 '中央 土'라고 추켜세운 배경에는 위장은 뇌에 못지않은 가장 중요한 기관이고, 또 우리 몸 중심에서 근본 역할을 한다는 인식이 깔려 있는 것이다. 이러한 한의학의 위장 개념은 서양 의학의 기초과학 분야에서 밝혀낸 점막의 외벽 세계를 살펴볼 때 결코 과분한 생각이 아님을 알 수 있다. '中央 土'의 진면목은 내시경으로 보이지 않는 점막 외측에 자리하고 있으면서 쉼 없이 우리 몸을 위해 엄청난 일을 하고 있는 바로 이곳, 미들 존에 있는 것이다.

연구진은 이곳의 기능에 걸맞은 이름을 붙여주기 위해 많은 용어를 검토하여 보았으나, 한의학에서 비위의 기능이 우리 몸의 중심이 된다는 생각으로 중앙이라고 지칭한 개념을 살리고, 또 일반인들이 쉽게 이해하고 부를 수 있도록 'Middle Zone'이라고 명명하기로 하였다.

내시경 이면의 세계를 살펴볼 때 위장 기능과 위장 질환의 범위가 그동안 우리가 평소 생각해온 위장 개념이나 내시경 상의 점막 질병 정도가 아님을 쉽게 알 수 있다.

위장의 속살 조직인 미들 존은 점막을 찢어서 보거나 복벽을 통과해서 보지 않으면 도저히 관찰할 수 없는 영역이기 때문에 내시경에 나타나지 않은 것이고, 그래서 그동안 의학적으로 방치되어 온 곳이다.

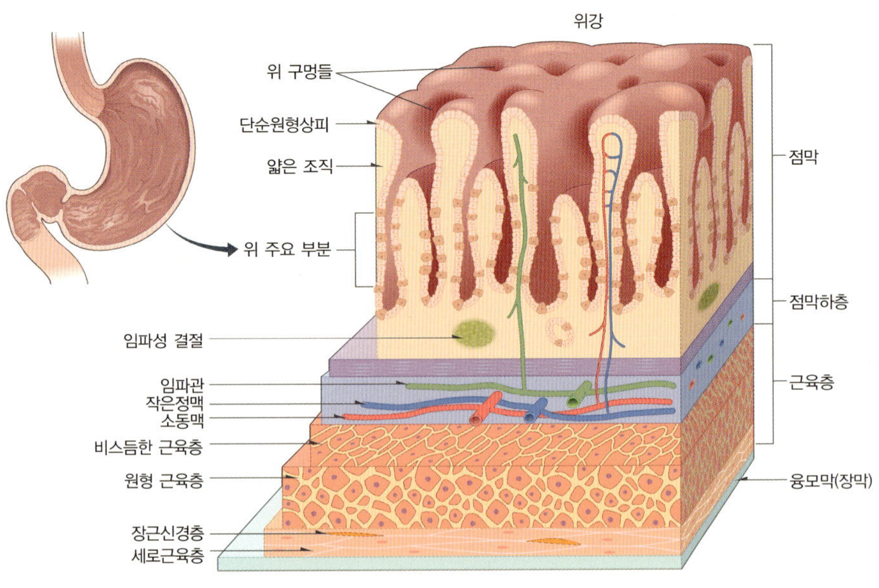

그러나 해답이 없는 위장의 많은 증상들은 여러 원인에 의해 미들 존에 내재되어 있는 면역기관과 신경, 신경호르몬과 효소 등의 분비기관, 운동기관인 근육, 혈관 등이 파괴되어 나타나는 문제들임을 어렵지 않게 판단할 수 있다.

결국 점막만의 내시경 소견으로 위장병을 진단하다 보니까 점막 외벽 조직의 문제와 관련된 많은 질병을 놓치게 되어 기능성, 신경성, 과민성 등과 같은 애매모호한 이름의 위장병이 주류를 이루게 되었고, 특히 자꾸 증가하는 위암, 대장암, 식도암 등과 같은 소화기 암에 대한 보다 정확한 의학적 가이드라인이나 치료법을 제시하지 못해 예방과 치료에 무력한 우를 범하게 된 것이다.

이제 다루고자 하는 새로운 위장 이야기는 그동안 우리가 알던 그런 내용과는 사뭇 다를 수밖에 없을 것이다. 내시경으로 보이는 위장의 문제는 물론 위장 점막 이면의 세계 즉, 미들 존에서 일어나는 문제들에 이르기까지 훨씬 다양한 정보를 바탕으로 위장의 상태를 이야기하게 될 것이다. 그러면 미들 존은 어떠한 경로로 손상되는 것일까?

민망한 "트림과 방귀"

위장의 가스가 입으로 빠져나오는 것이 트림이고, 대장의 가스가 항문으로 빠져나오는 것이 방귀이다. 음식을 먹고 마실 때 공기를 많이 마시거나 위장으로 공기가 들어가게 숨 쉬는 습관 등에 의해 만들어진 가스, 그리고 분해나 흡수되지 않은 음식물이 장내 세균에 의해 발효, 부패되는 과정에서 만들어진 가스 등을 내보내기 위한 생리적 반응의 결과이다.

병리적인 것의 주된 원인으로는 먹은 음식물이 제대로 소화, 흡수되지 않으면 미즙이 소장과 대장으로 내려가서 상재하는 균이나 병원균들이 이것을 먹이로 증식하면서 각종 가스를 만들어내는 경우가 많다. 그리고 가스 저류에 의하지 않는데도 습관적인 트림이나 방귀가 나타나는 경우도 있는데 이것은 식도에서 위로 넘어가는 조임근이 약하거나 미들존의 평활근이 굳어져 있어서 가스가 아래로 내려가지 못하고 다시 위로 역류하기 때문이다. 특히 조임근이 약해지면 음식이 시원하게 내려가는 느낌이 없기 때문에 고의로라도 트림을 하게 되는데 계속하다 보면 오히려 약화되어 습관성 트림으로 진행될 수 있다. 한의학에서는 비위의 기능이 심하게 약해져 있을 때 음식을 먹어도 잘 내려가지 않고 상부로 역류한다고 해서 일격, 반위(反胃)라고도 한다.

Part 04

베일이 벗겨진 위장병의 실체

점막만의 내시경 소견으로 위장병을 진단하다 보니까 점막 외벽 조직의 문제와 관련된 많은 질병을 놓치게 되어 기능성, 신경성, 과민성 등과 같은 애매모호한 이름의 위장병이 주류를 이루게 되었고, 특히 자꾸 증가하는 위암, 대장암, 식도암 등과 같은 소화기 암에 대한 보다 정확한 의학적 가이드라인이나 치료법을 제시하지 못해 예방과 치료에 무력한 우를 범하게 된 것이다.

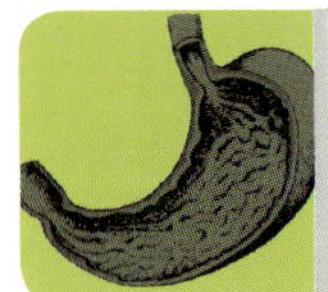

고장 난 위장, 왜 내시경에 나타나지 않나 했더니

위장병 중에서 위염, 위궤양, 폴립, 위암 등은 내시경과 현미경을 통해 확인할 수 있다. 하지만 내시경과 현미경에 나타나지 않더라도 트림이나 더부룩함, 소화불량, 두통을 동반한 위장 증상, 통증, 쓰림 등의 증상들이 나타나는 경우는 훨씬 많다. 아니 땐 굴뚝에 연기 나지 않는다. 기능성 위장 장애의 증상들에는 분명한 원인이 있다는 것이다. 많은 연구들이 이를 규명하느라 노력하고 있지만 아직까지 그 정확한 실체를 파악하는 데 실패하고 있다. 어떤 연구자는 다시 염증이라는 용어를 사용하여 보이지 않는 미세염증(micro inflammation) 때문이라는 주장을 하는 정도이고, 최근에서야 위장 근육운동의 페이스메이커인 카할세포(82쪽 참고)와의 관련설을 제시하고 있는 상태이다.

이와같이 서양의학에서는 내시경에 나타나지 않는 위장병에 대한 개념이 성립되지 않았지만 내시경 이면의 세계를 살펴볼 때 그동안 우리가 몰랐던 애매모호한 위장병의 실체가 어디에 있는지 쉽게 알 수 있다.

위장의 속살 조직인 미들 존은 점막을 찢어서 보거나 복벽을 통과해서 보지 않으면 도저히 관찰할 수 없는 영역이기 때문에 내시경에 나타나지 않은 것이고, 그래서 그동안 의학적으로 방치되어 온 곳이다.

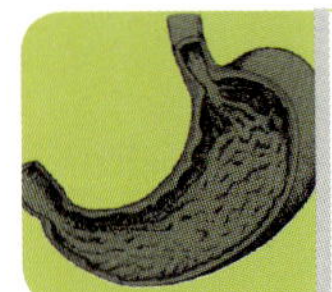

몸 최대의 사건,
점막이 깨지다

우리 몸의 파수꾼 점막 문(門)

내시경을 통해 본 위장 점막의 표면은 분홍빛으로 주름이 잡혀 있지만 위액으로 인해 다소 맨들맨들하게 보이는 상태이다. 하지만 위장 점막조직을 확대해 보면 양손을 깍지 끼었을 때 손가락이 잘 맞물린 것처럼 세포 사이사이가 아주 치밀하게 짜인 치밀 결합으로 연결되어 있다.

신기한 현상은 치밀 결합들의 틈새에는 마치 공항에서 검사에 통과하면 열리고, 문제가 있으면 닫혀 움직이지 않는 게이트처럼 열었다, 닫았다를 반복하는 문이 존재한다는 사실이다. 이 문들이 열리고 닫히는 과정은 대단히 엄격하고 정밀한 판단에 의해 이루어진다. 문 조절은 위장 외벽에 있는 내장 신경이 그 중심 역할을 담당하는데, 신경 전달 사이토카인(정보 전달 매개물질의 종류)이 위장 점막 현장에서 위장에 유입된 음식물이 다 분해되었는지, 독소는 없는지 등의 여부를 파악하여 이를 위

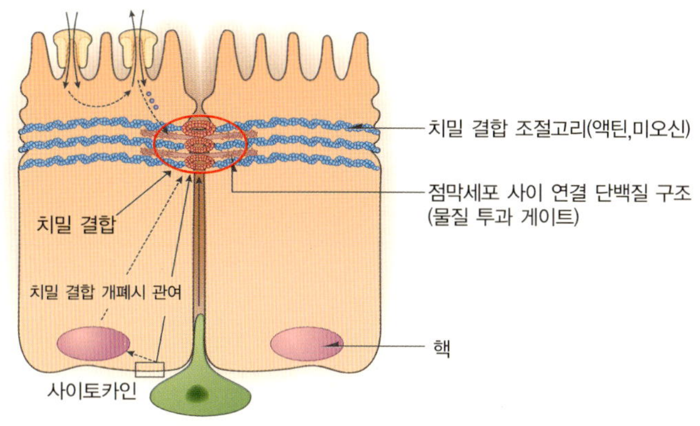

위장 점막 세포의 치밀 결합 구조

장 외벽의 내장 신경계에 전달한다. 내장 신경은 이를 다시 뇌와 척수 신경에 보내어 토의과정을 거쳐 뇌로부터 문을 열지 말지를 명령받아 점막 문을 컨트롤하게 된다. 이 문들은 유입된 음식물이 잘 분해되고 독소가 없으면 열려 몸으로 공급되게 하지만, 만약 유해독소나 미처 분해되지 못한 음식 고분자물질이 있게 되면 닫혀서 이러한 유해물질들이 몸 안으로 유입되지 않게 철저히 관리되는 것이다. 결국 점막의 게이트는 우리 몸을 보호하는 최전선 파수꾼인 것이다. 그런데 어떤 원인들에 의해 이 문들이 손상되면 해로운 물질이 들어와도 이를 제대로 막지 못해 위장 외벽, 즉 미들존에 축적되면서 몸 안으로 유입되어 전신질환으로 이어지는 대사건이 벌어지게 된다.

점막 문을 깨뜨려 그 기능을 훼손시키는 요소로는 급식, 폭식, 과식으로 만들어진 음식 노폐물이나 오염된 음식의 독소, 위장관에 생긴 염증 물질이나 각종 세균, 알코올, 각종 화학물질, 헬리코박터균, 방부제, 살충제, 각종 유해 식품첨가물, 면역 부산물질 등이 대표적이다.

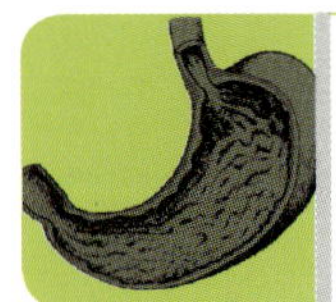

점막이 깨지면
미들 존이 무너진다

점막이 깨지는 것은 우리 몸으로 봐서는 그야말로 큰 사건이 아닐 수 없다. 점막이 깨지면 미들 존으로 들어가서는 안 될 유해물질이나 분해 안 된 고분자 물질들이 유입될 수 있기 때문이다. 몸에 해로운 물질에 의해 미들 존이 오염되면 음식에 대한 면역 이상, 신경반응 장애, 운동 장애 등 각종 위장관 내의 문제가 발생할 뿐 아니라 이러한 오염 상태는 혈관과 림프계를 통해 전신에 그대로 공급되어 많은 전신 질병의 온상 이 된다.

이런 의미에서 점막을 보호하는 것은 우리네 건강을 위해서 너무나 중요한 전제가 아닐 수 없다. 그러나 우리는 점막의 소중함을 깨닫지 못 하고 대부분 식생활에서 점막을 마구 대하는 경향이 있다.

다음은 복잡한 위장 문제만큼이나 생각보다 훨씬 다양하고 많은 점막 손상의 원인들이다. 급식, 폭식, 과식 같은 그릇된 식습관들을 비롯해서 점막 문제를 유발할 수 있다고 판단되는 모든 원인을 제시한 것인데, 이 원인들이 결국 우리의 위장을 손상시키고, 암이나 당뇨, 중풍, 피부 질환 등과 같은 전신 질환을 유발하는 이유이기도 한 것이다.

점막 손상의 원인, 모든 것

- 병원성 미생물과 세균의 침투
- 급식, 과식, 폭식으로 인해 생기는 독소
- 스트레스
- 화학약물이나 오염물질
- 술
- 위장 활성세포인 비만세포 과잉 증가
- 헬리코박터균
- 활성산소
- 위장 기능 저하
- 당뇨나 심장 질환 같은 타 질환
- 사이토카인의 병리적 변성

1) 병원성 미생물과 세균의 침투

여름에 잘 생기는 대장균이나 각종 식중독균과 같은 병원성 세균은 직접 장관 벽에 부착해서 독소를 발생시키며 점막을 손상시키거나 각종 효소를 파괴한다. 대표적으로 담즙과 췌장에서 나오는 단백질 소화효소를 파괴시켜 지방 소화와 단백질의 소화 흡수를 저하시킨다. 미생물과 세균의 독소도 장의 상피세포를 뚫고 들어와 질병을 일으켜 설사나 발열, 복통의 증상을 호소하고, 심하면 패혈증으로 진행될 수 있게 된다.

2) 급식, 과식, 폭식으로 인해 생기는 독소

폭식이나 과식, 빠른 식사, 구토나 역류 등은 위장관의 점막과 위장 근육에 직접적인 물리적인 손상을 일으켜 분해되지 못한 노폐물을 만듦으로써 위장관 내에 세균이 자라기 좋은 환경을 조성한다. 특히 이러한 식사법은 소화효소들이 주로 음식 표면에 작용하는 한계 때문에 큰 덩어리로 위장에 내려오면 모두 분해하지 못하고 미즙이 남게 되는데, 이러한 미즙과 독소 그리고 세균의 증식이 결국 위장 점막을 손상시켜 미들 존 오염의 원인이 되는 것이다.

3) 열 받으면 위장에 직격탄, 스트레스

대부분의 스트레스는 뇌하수체에 영향을 주고 뇌하수체는 다시 부신피질을 자극하여 많은 스트레스성 호르몬을 분비하게 된다. 쥐 실험을 통해 밝혀진 바에 따르면 이러한 스트레스성 호르몬은 장의 치밀 결합

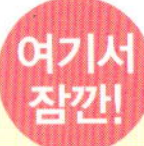

이상 세균이 내부에서 생기는 이유는!

당뇨병성 신경병증과 같은 장내 자율신경병증, 과도한 당분 섭취에 의한 장운동 이상, 위장 내 위산 분비 저하, 위산 분비 억제제제의 장기 복용, 담즙 분비 저하, 췌장 효소 분비 저하. 과식, 폭식, 급식, 오염된 음식으로 인한 음식 노폐물 등으로 세균 증식에 좋은 환경이 되면 병원성 세균이 위장관 내에서 자생하게 된다.

정상 세균의 역할은!

정상 세균은 우리 몸에 해로운 병원균의 증식을 억제하고 병원균과 싸울 수 있는 항생물질을 생산한다. 그 밖에 미세 융모의 성장과 활동을 돕고, 장관 근육의 구성 성분 생성과 장관 벽 구조 형성에 중요한 역할을 하며 독성물질 제거, 장내 면역 기능 자극 등 긍정적인 역할을 많이 한다.

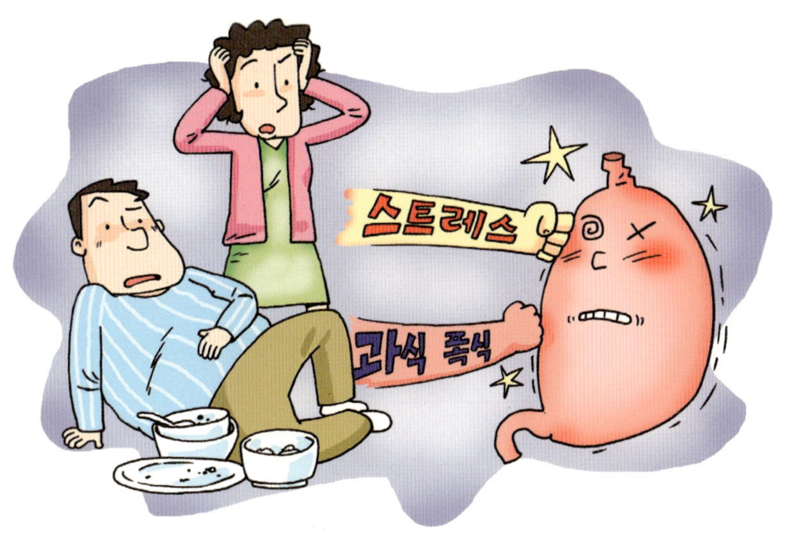

을 깨뜨려서 많은 독소들과 분해되지 않은 큰 분자량의 음식 알갱이를 투과시키는 역할을 하는 것으로 알려졌다. 그리고 장 점막에 있는 비만 세포의 양을 증가시켜 위산을 과다하게 분비시켜 염증이나 속 쓰림, 통증 등과 같은 위장 장애를 유발하는 것으로 관찰되었다.

스트레스로 인한 위장 장애 유발 기전

☞ 스트레스 → 부신피질 호르몬 → 비만세포 자극 → 히스타민 분비 촉진 → 위산 분비 → 점막 손상
☞ 스트레스 → 장내 세균의 이상 증식 → 점막 손상으로 미들 존으로의 투과성 증가

4) 화학약물이나 오염물질을 먹었다?

식품 첨가제로 흔히 쓰이는 방부제, 살충제, 화학조미료, 표백제, 농

약 등을 위장 점막이 방어할 수 없을 정도로 섭취하면 직접적인 점막 손상과 위장 관계 질환을 유발시킬 수 있다. 그리고 소염 진통제나 항생제와 같은 약물 복용 후에 위장염 증상을 보이는 경우도 화학약물의 점막 손상을 의미하는 것이다.

5) 술을 마셨을 때

알코올은 다른 어떤 음식보다 장 점막을 잘 손상시켜서 간장으로의 알코올 성분과 독소 유입이 신속하게 이루어져 간 손상이 쉽게 이루어진다. 또한 과도한 알코올은 직접적으로 장 점막을 자극하여 장염 같은 문제를 유발하고, 그래서 설사나 복통이 나타날 수 있다.

만성 알코올 섭취자에게서 위장 질환이 잘 발생되는데, 이 경우는 알코올의 직접적인 자극 때문이 아니라 지속적인 알코올 섭취로 인해 간장의 대사 기능과 해독 기능이 손상되면서 산화질소가 과도하게 만들어져 위장 질환이 진행되는 것이다.

6) 위장 활성세포인 비만세포가 과잉 증가되면 오히려

비만세포(肥滿細胞)는 얼핏 생각처럼 살이 찌는 세포가 아니라, 우리 몸의 피부와 혈관 주위, 그리고 위와 장의 점막(粘膜) 주변에 분포되어 있으면서 피부나 점막에 좋은 점액물질 분비, 혈류 조절, 위와 장의 운동, 면역 반응, 혈관 형성 등을 활성화하는 세포이다. 그래서 낮은 혈압을 올리고, 점막세포의 투과성을 조절하여 흡수가 촉진되도록 하며, 면역 반응을 활발히 하고, 혈액 응고를 막는 등 매우 중요한 포지티브 기

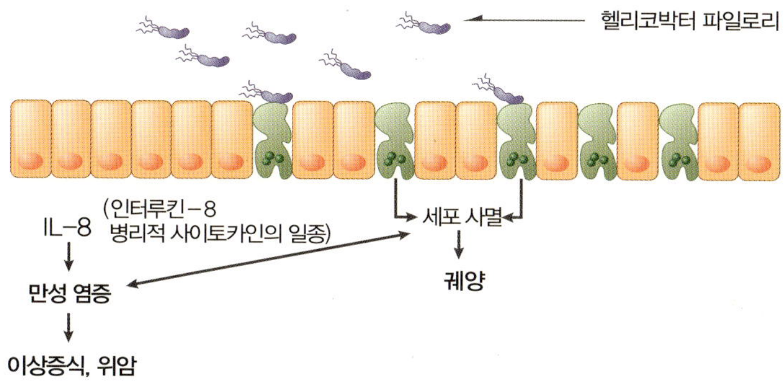

능을 담당하는 매개세포이다. 그런데 이 비만세포가 너무 많아지면 오히려 위장을 망가뜨린다는 것이다.

비만세포는 앞서 말한 좋은 기능을 수행하기 위해 히스타민이나 헤파린 같은 물질을 활용하는데, 만약 스트레스나 음식 알레르기, 염증성 장 질환에 의해 비만세포가 증가하게 되면 히스타민 물질도 덩달아 과잉 생성되어 면역 반응이 과민해지면서 각종 위장 염증이 발생된다. 그리고 점막의 치밀 결합을 손상시켜 점막 외벽으로 독성물질이 유입되어 전신 질환을 유발하게도 한다.

비만세포는 분노와 같은 스트레스나 독성, 자극적인 음식 등에 의해 증가하는 것으로 알려져 있다. 결국 스트레스나 독성, 자극적인 음식 등이 위장을 손상시키는 과정에는 비만세포가 관련되어 있음을 알 수 있다.

7) 아시죠? 헬리코박터균!

위 점막의 상피세포는 지속적으로 생성과 증식을 하고, 사멸되기도 하면서 균형을 유지하고 있다. 그런데 헬리코박터균에 감염되면 성장과 사멸의 사이클 속도가 지나치게 빠르게 되어 전체적으로 점막의 건강 상태가 약화되거나 노화가 촉진된다. 이렇게 점막 상태가 약해지면서 노화되면 만성 염증이나 궤양 형성 그리고 위암 진행의 조건이 된다.

8) 만병의 독소, 활성산소

호흡을 통해 들어오는 산소는 우리 몸의 에너지를 만드는 데 필수 요소이다. 그런데 대사 과정이 불안정하거나 산소가 미처 처리되지 못하면 잉여의 산소가 발생되는데 이를 활성산소라고 한다. 활성산소는 우리 몸을 산화시키는 등 주로 유해한 작용을 하게 된다. 산화란 쇠가 녹스는 것과 똑같은 자연 현상이다. 마찬가지로 활성산소는 쇠를 녹슬게 하듯 사람 몸속에서 세포막, 세포 내용물과 유전자를 공격하여 세포의 기능을 변화시킨다. 결국 단백질 생성 기능이 떨어지게 되고 유전자의 돌연변이를 일으키거나 암을 비롯한 각종 질병의 원인을 제공하는 것이다.

위장에서는 헬리코박터균이나 염장식품의 영향으로 위장 점막이 파괴되는 과정에 활성산소가 관여해서 진행되는 것으로 알려져 있다. 활성산소의 작용을 억제하는 약물을 복용하면, 위염과 위암 등의 발병을 줄일 수 있다는 보고는 이를 뒷받침한다. 활성산소는 장의 허혈성 손상이나 염증성 장 질환, 비스테로이드성 진통제, 에탄올 등에 의해 잘 발생된다. 최근에는 위궤양, 대장염을 비롯한 장 점막의 각종 질환들도 결국 활성산소에 의한 점막 조직의 파괴를 그 원인 과정으로 보고 있다.

9) 위장 기능이 약할 때

위장 내 혈액 공급 장애로 인한 손상

위장은 심장과 신장보다 혈액을 늦게 공급 받는다. 그러다 보니 위장 내에 허혈 현상이 잘 생긴다. 그래서 신경을 조금만 써도 배가 아프면서 설사를 하거나 소화가 안 되는 현상이 발생되는 것이다. 그런데 특히 스트레스를 잘 받고 심장 기능이 약한 사람들은 위장관 내에 혈액 공급이 원활히 이루어지지 않는 경우가 많은데, 이러한 경우 위장 내 산소 공급 결핍과 점막 재생 기능이 저하되면서 염증을 유발하는 매개물질이 생겨 많은 위장 장애가 발생된다.

선천적으로 위장 기능이 약하거나 위 무력증 환자

위장이 약하다는 것은 위장의 면역 기능 저하, 위산 분비 감소, 위장 근육의 운동성 저하, 혈액 공급이 잘 안 됨, 위장의 보호 기능인 점막물질의 생성과 분비 저하 등의 문제로 요약될 수 있다.

면역 기능과 위산 분비가 떨어지면 약간의 자극적인 음식이나 미량의 독소가 함유된 음식에도 염증이나 각종 소화 장애 현상이 나타나게 되고, 위장 근육의 운동성이 저하되면 음식을 아래로 원활히 내려 보내지 못해 잘 체하거나 명치끝 답답, 역류, 가스 팽만감, 배변 장애 등의 현상이 나타난다. 그리고 혈액 공급이 안 되면 긴장되거나 약간의 스트레스에도 허혈 현상이 쉽게 생겨 배가 아프거나 염증 등 위장 장애 현상이 잘 발생된다. 점막의 점액물질이 감소되면 위산 공격에 의해 궤양 병변이 잘 생기고, 자극성 인자나 독소 등에 의해 점막 손상이 잘 발생된다.

다른 병에 의해서도?

당뇨와 같은 대사성 질환이나 심부전과 같은 심장 질환은 위장 관계에 영향을 준다. 특히 당뇨가 10년 이상 진행되면 미세한 혈관의 손상과 함께 신경 손상이 동반되면서 많은 위장 질환과 전신 증상을 유발한다. 미세한 혈관이 손상되면 위장의 점액물질 형성이 잘 안되고, 혈액 공급이 왕성하지 않아 위 점막 손상과 소화 운동에 장애가 나타난다. 그래서 위무력증이나 과민성 장 질환과 유사한 증세를 보이게 된다. 그리고 신경 손상이 진행되면 신경의 경보 기능이 떨어져 많은 독소들이 위장 외벽을 통해 투과되면서 전신으로 독소가 파급되기 때문에 동맥경화나 지방간, 신부전증, 협심증, 관절 질환, 통풍 등과 같은 전신 질환이 발생된다.

위장 내 정보 전달 담당자인 사이토카인의 병리적 변성

면역 반응이 효과적으로 진행되기 위해서는, 외부에서 유입되는 세균이나 독소에 대해 무조건 싸움을 해서 균을 물리치는 방식으로는 안 된다. 항상 전쟁을 치르듯이 면역 반응을 하면 우리 몸은 염증 상황에서 벗어날 수 없기 때문에 진정한 면역은 몸을 상하게 하지 않으면서 외부의 나쁜 인자를 해결하는 것이다. 이를 위해 여러 면역세포들이 긴밀한

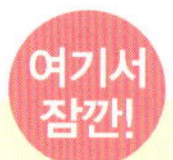

사이토카인의 발견은 1950대에서 1970년대에 걸쳐서 항원에 대한 면역 반응이나 감염성 질병의 면역 반응에 어떤 단백질이 관여하는지를 찾기 위해 진행된 연구에서 발견하게 되었다. 최초의 생리적 사이토카인이라 할 수 있는 Interferon(인터페론)은 바이러스 감염을 억제하는 인자로 밝혀졌고, 대표적인 병리적 사이토카인인 IL-1(인터루킨-1)은 여러 가지 감염성 질환에서 오히려 발열을 일으키는 발열원(pyrogen)으로 밝혀졌다.

상호 작용을 하면서 고도의 면역 형태를 선택해 나간다.

외부의 균이나 유해독소에 잘 대처하기 위해서는 면역세포 간의 정보 전달이 잘되어야 정상적인 면역 기능이 이루어지는데, 이와 같이 세포 간의 정보 교류와 연락을 담당하는 물질이 사이토카인(cytokine)이다. 사이토카인은 군대에서의 연락병과 같은 역할을 하면서 면역세포 간에 최고의 전선이 형성되게 하는 것이다. 그런데 이러한 사이토카인이 어떤 원인에 의해 병리적으로 변질되면 면역세포 상호 간에 그릇된 정보를 전달함으로써 비정상적인 면역이 진행되어 많은 미들 존 문제와 위장 질환, 자가면역 질환 등을 양산하게 된다. 병리적 사이토카인은 주로 독성 음식물에 대한 면역 과정에서, 그리고 스트레스에 의해 부수적으로 만들어진다.

장명, 물소리

배가 고프면 배에서 소리가 난다. 이것은 위가 밥을 달라고 꿈틀대는 소리이다. 이 경우의 장명은 식사를 하면 소실되는 생리적인 것이다. 하지만 식사 때도 아닌데 소리가 들리는 것은 위와 장의 지나친 운동 때문이다. 연동운동은 식도에서 항문 방향으로 연속하여 장이 움직이는 것인데 연동운동이 강하게 일어난다는 것은 장내 음식물의 찌꺼기를 빨리 밖으로 배출하려는 것이다. 음식물에 독성이 있는 경우도 있고, 지나친 과식으로 인한 잉여 미즙이 있을 때 장의 과잉 연동운동으로 인한 장명이 생기는 것이다. 그러나 많은 경우에서 장의 미세한 염증 변화로 장이 과민한 상태에 있기 때문이다. 통증이나 설사를 일으키지 않아 생활에 지장이 없다면 별로 걱정할 필요는 없지만, 과민해진 이유를 찾아 해결해 주는 것이 좋다.

특히 시도 때도 없이 가스가 차면서 물소리가 나는 경우가 있다. 이것은 대장에서 수분 흡수가 충분히 이루어지지 않아 장내 수분 저류가 이루어진 때문인데 한의학에서는 대장허한(虛寒) 또는 비신양허(脾腎陽虛) 등과 같이 대장에 양(陽) 에너지가 절대 부족하기 때문이라고 설명하고 있다. 장이 냉하면 음기(陰氣)에 해당되는 수분을 흡수하기 어려워진다.

미들 존 손상으로 위장 외벽이 굳어진다

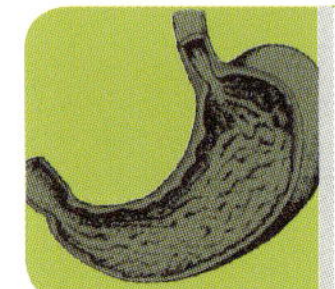

점막의 방어망이 깨지면서 이어지는 미들 존의 손상은 그동안 내시경으로 알지 못했던 새로운 형태의 위장병과 전신 질환을 잉태한다.

하나한방병원 내과팀이 2003년 실시한 임상조사에서 신경성, 기능성 위장 질환자로 분류됐던 환자들이 공통적으로 위와 장 외벽이 부으면서 굳어져 있다는 결과를 보고한 바 있다. 당시에는 미들 존의 상황과 이곳의 병리적 상태에 대한 의학적 개념을 몰랐기 때문에 점막 밖의 조직이 굳고 붓는 변성이 어떠한 상황인지 과학적으로 인식할 수 없었지만 이제 그 베일이 벗겨지면서 실체를 확인할 수 있게 되었다.

위와 장이 담 결리다

위와 장 외벽이 굳고 부은 것은 어떤 상태를 말하는 것일까.

우선 위와 장의 외벽을 이루고 있는 부분이 근육 조직이기 때문에 평활근이 부으면서 굳어져 있는 것임을 알 수 있다. 우리가 흔히 어깨나 뒷목이 딱딱하게 굳어 있으면서 덩어리져서 항상 뻐근하게 아플 때 이를 담(痰) 결렸다고 표현한다. 마찬가지로 위와 장 외벽의 근육도 담이 결릴 수 있는 것이다. 그래서 딱딱하게 굳어지면서 누르면 아프고, 운동력이 저하되어 소화와 배설이 잘 이루어지지 않는 것이다.

그리고 면역 기능의 주 기관인 림프가 부어 있을 수도 있다. 림프기관은 독소나 세균, 그리고 노폐물에 의해 부종이 생기게 되고 오래도록 만성화되면 단단하게 굳어져버리게 된다.

또한 위와 장에는 많은 혈관이 구조를 이루며 혈액 공급이 이루어진다. 그런데 스트레스로 허혈 현상이 생기거나 노폐물(담)로 인해 혈관이 좁아지거나, 어혈과 같은 혈전 물질이 혈관에 형성되어 있으면 혈액 순환이 제대로 소통되지 않아 위장의 근육 조직은 더욱 굳어지게 된다.

이러한 종합적인 변화로 인해 위장 외벽 조직이 전반적으로 굳어지면서 부어오르는 형태학적 변성이 발생되고 이 내부에서는 근육, 면역세포, 신경, 혈관 등의 구조들이 기능이 떨어지거나 정지되거나 퇴화되는 병리 상태가 진행되는 것이다. 그래서 복진 했을 때 단단하게 붓고 굳어진 조직이 손에 느껴지고 누르면 통증을 호소하는 현상이 나타나는 것이다.

이와 같이 위장관에 담병이 형성되면 비정상적 면역과 신경 반응, 유해물질 투과도 증가로 인한 독소 축적, 운동 조절 세포인 카할세포의 변화, 근육의 운동성 저하 등과 같은 문제들이 나타나게 되는 것이다. 그래서 위장의 담병이 바로 우리가 평소 겪게 되는 위장병의 본질이라고 할 수 있다.

한의학에서 말하는 담병(痰病)이란 무엇인가?

담(痰)이라는 용어는 염자(炎字)에다 질병을 의미하는 疒(병들 역) 자를 붙인 글자이다. 痰字가 炎字를 중심으로 해서 만들어진 이유는 담은 염증은 아니지만 그 뿌리가 염증으로부터 나온 것이기 때문이고, 염증이 오래되면 담이라는 질병으로 진행된다는 것을 의미하는 것이다. 염증은 일종의 증상이나 현상이다. 그러나 담은 염증 같은 증상보다는 더 깊은 차원의 질병이다. 나타났다가 없어지는 그런 일시적인 증상이 아니라 이미 변성이 돼서 잘 돌아가지 않거나 이로 인해 다른 증상도 유발하는 병의 온상이란 뜻이다. 염증이 담병이 돼는 과정을 살펴보면 다음과 같다.

여러 인자에 대해 면역 반응을 하면 열과 함께 조직세포에는 염증이 발생한다. 그러나 염증은 몸의 항상성 기전에 의해 시간이 지나면서 원래대로 돌아가게 되는데, 이 과정에서 재감염 되거나 피로, 스트레스, 과도한 음주 등과 같은 요인에 의해 독성 환경이 가중되면 염증은 낫지 않고 더 심한 상태로 진행된다. 염증이나 발열이 아닌 조직세포가 변성되는 형태의 문제로 악화되는 것이다. 이와 같이 염증을 지나 조직세포가 변성되는 것이 바로 담병인 것이다.

담병은 위치에 따라 다르게 나타난다. 담이 위장의 근육계에 축적되면 근육이 부으면서 굳게 된다. 그래서 위장 근육의 운동 장애와 통증이 유발되게 되어 음식을 잘 내려 보내지 못하거나 위경련이 잘 발생된다. 특히 운동 조절 세포인 카할세포가 소멸됨으로써 위장 운동의 감소가 현저해지고 조직이 증식되는 현상이 진행될 수도 있다.

그리고 위장의 면역계에 담이 형성되면 세균을 억제하지 못하고, 유해인자를 제대로 해결하지 못하는 등 위장 내의 환경이 병리적으로 불결해진다.

또한 신경계에 담이 쌓이면 유해물질이 들어와도 경보 기능을 수행하지 못해 많은 독성 질환이 전신으로 유발될 수 있으며, 반대로 지나치게 신경이 민감해져 정상적인 물질에도 설사, 복통, 구토, 염증 등과 같은 증상이 발생되기도 한다.

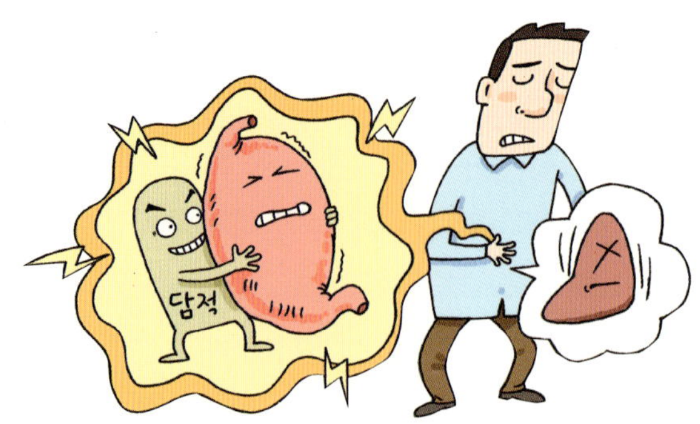

'똥배'의 실체

목욕탕에서 사람들의 벗은 몸을 보면 배꼽 주위나 아랫배가 유난히 튀어나온 모습을 볼 수 있다. 흔히 우리는 이를 똥배라고 표현하기도 하고, 또는 과도한 복부 지방 때문일 것으로 생각한다. 이것이 과연 복부의 지방뿐일까. 그런데 이런 사람의 배를 눌러보면 단단하게 만져지면서 대부분 심하게 통증을 호소하는 경우가 많다. 만약 지방뿐이라면 아플 수가 없는 것이기 때문에 굳어져 있으면서 눌러 아픈 부분은 분명히 혈관이나 신경이 분포되어 있는 곳임을 알 수 있다.

이곳이 바로 위와 장 외벽의 혈관과 신경, 근육이 존재하고 있는 미들 존 영역임을 짐작할 수 있고, 그래서 똥배처럼 외형상으로도 튀어나와 보이는 부분의 일부는 바로 위와 장 외벽의 미들 존이 굳어지면서 부어 있는 영역인 것이다. 이제 똥배를 단순히 인격의 표현으로 우스개로 넘길 것이 아니라 매우 심각한 병의 실체가 그곳에 숨어 있다는 것을 깨달아야 할 것이다.

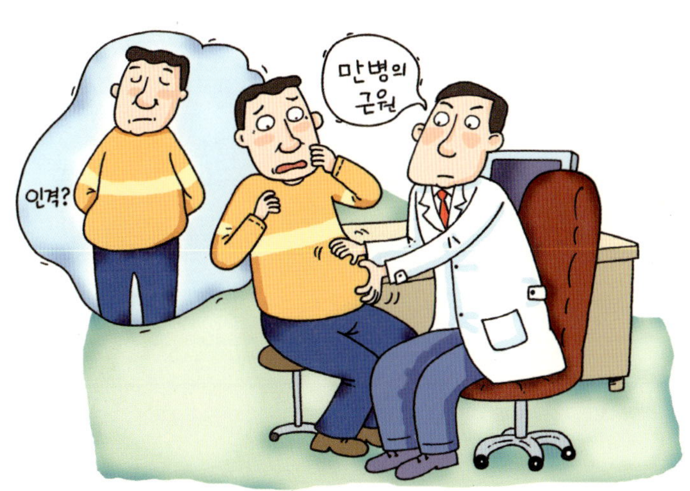

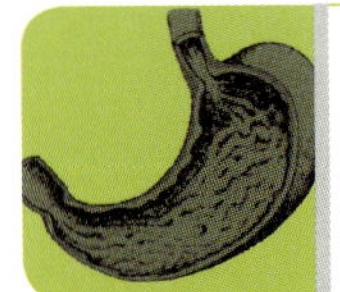 증상만 있고 원인은 없던 위장병,
이름을 찾다 – 담적병(痰積病)

간이 굳어지면 '간경화', 위장이 굳어지면?

증상만 있고 원인이 밝혀지지 않은 위장병을 찾아낸 연구진은 본 병이 위장 점막 손상으로 생기는 위염이나 위궤양과 같은 점막병과는 다르기 때문에 이 병에 걸맞은 병명을 붙여주기로 하였다. 고민의 고민을 거듭한 끝에 '담적병'이라는 한의학적인 이름을 붙이게 되었다. 담적병은 미들 존이 음식 노폐물이나 독소에 오염되는 화학적 변화와 함께 조직이 굳어지고 붓는 형태학적 변이를 동시에 가지고 있는 위장병임에 착안하여 노폐물이나 독소를 의미하는 용어인 담(痰)과 붓고 굳어지는 현상을 가리키는 적(積)을 합성해서 '담적병(痰積病)'이라 명명한 것이다.

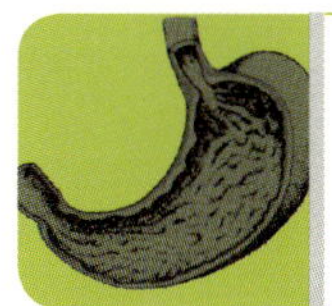

위장이 굳어지는 새로운 위장병, 담적병의 실체

습관적으로 급하게 먹고 과식이나 폭식을 하게 되면 음식물이 위장관 내에서 다 분해되지 못하고 미즙과 같은 음식 노폐물이 항상 남게 되는데 이러한 노폐물이 저류하면서 많은 독소를 만들어내게 된다. 그리고 화학약품이나 방부제, 살충제, 중금속 등 독성이 함유된 음식을 먹게 되면 이러한 독소는 위와 장 점막을 손상시키면서 상피 장벽이 뚫리게 된다. 이어서 뚫린 점막세포 사이로 고분자 형태의 장 내용물과 독소가 투과되기 시작하고, 결국 기저 면역세포와 외벽 근육층, 그리고 혈관계와 림프계에 유해물질이 서서히 쌓이면서 점막 외벽 조직이 딱딱하게 붓고 굳어지는 것이다.

이와 같이 음식 노폐물, 독소, 유해물질에 의해 위장 점막이 깨지면서 미들 존에 내재되어 있는 다양한 기관들, 즉 면역기관이나 신경계, 신경 호르몬계, 근육, 혈관계 등이 손상되면 미들 존 전체 조직은 굳고 붓는

병리기전	미들 존 손상과 변형	담적병
점막 손상 상피세포 파괴 유해물질 투과도 증가 유해물질 기저세포 접근	림프 시스템 부종과 손상 혈액 순환 장애와 혈관 변성 카할세포 소멸 또는 비활성화로 근육층의 경변과 운동 장애 위장 신경계 변성	위장 외벽의 비후와 경결

형태로 변성되는데, 이것이 담적병이라 일컫는 것이다. 담적에 의해 위장 외벽기관이 손상되는 주요 문제는 다음과 같다.

담적이 위장 신경계를 변성시킨다

신경계 손상

점막층에 있는 상피세포와 면역세포는 위장관으로 유입되는 독소나 외부 고분자 물질, 그리고 병원성 세균에 대해 우리 몸을 보호하기 위해 대처해 나간다. 이 과정에서 뇌와 연결되어 있는 위장 신경계(구심성신경)의 경보체계가 상피와 면역의 상태를 살피면서 그 정보를 뇌에 전달하여 면역 등의 보호 기능이 정상적으로 운영되도록 판단과 조절을 해준다.

특히 뇌와 협력하여 몸 전체적인 측면에서의 에너지와 수분이 넘치거나 부족하지 않도록 알맞게 조절하는데, 음식을 지나치게 먹으면 팽창감이나 구토, 설사 등의 증상을 발현시켜 스스로 조절하도록 하고, 또 지나치게 음식을 적게 먹거나 수분이 부족하게 되면 공복감과 구갈증을 만들어 보충하도록 하는 방식으로 조절해 나간다. 그리고 독소나 유해물질 그 외의 물리적, 화학적 자극적인 인자에 대해서는 통증과 불편감을 만들어 위장 방어에 관여한다. 이 모든 반응들은 생리적이고 몸 보호를 위한 정상적인 반응이며, 자율신경계에 의한 것이기 때문에 의식적으로 느낄 수 없다.

그런데 여러 원인으로 신경이 손상되면 정상적인 음식이나 약간의 스트레스에 대해서도 지나치게 과민 반응을 일으켜 통증이나 경련 현상, 설사, 비정상적 배변을 만든다.

신경계 손상은 각종 독소나 유해 음식에 대한 면역 반응을 하는 과정에서 유리되는 병리적 매개물, 즉 병리적 사이토카인에 의해 민감해지면서 불필요한 예민 반응을 나타낸다. 그리고 음식 노폐물이나 독소 오염으로 인해서도 신경계가 변질될 수 있는데, 신경계가 변질되면 위장의 경보 기능에 장애가 와서 뇌에 잘못된 정보를 제공함으로써 몸 보호 기전이 손상되기 시작한다. 예를 든다면 과식이나 폭식, 몸에 유해한 음식을 지속적으로 먹는데도 불구하고 이를 문제 삼지 않고 뇌에 경보 메시지를 보내지 않음으로써 마구 먹어대는데도 불구하고 소화가 잘된다고 느끼거나 통증을 느낄 수 없고, 충분히 배가 부른데도 자꾸 먹고 싶거나 밤 자기 전에 안 먹으면 견디기 어려운 비정상적인 충동이 나타나는 것이다.

이렇게 되면 겉으로는 소화가 잘되는 것으로 생각하기 쉽지만 결국 위암이나 대장암, 중풍, 당뇨병, 동맥경화, 지방간, 피부 질환, 통풍, 관절 질환, 두통, 어지럼증 등과 같은 질환 발생이 현저히 증가하게 된다는 것이다.

신경계 변성으로 야기되는 흥미로운 현상 중의 하나는 동일한 음식만을 섭취할 경우 그 음식의 정보를 코드화하여 입력함으로써 음식의 좋고 나쁨에 관계없이 그 음식만을 편애하는 신경 반응을 발하게 된다는 것이다. 그래서 요즈음 아이들이 선호하는 인스턴트식품이나 패스트푸

드, 피자 같은 다소 유해한 음식을 지속적으로 섭취할 경우 안 먹으면
안 되는 중독같이 발현되는 현상은 이러한 연유 때문이다.

위장의 경보 시스템이 고장 나면 밥을 많이 먹거나 빨리 먹어도, 그리고 독소가 함유된 음식을 먹어도 소화는 잘되는 것 같고, 속이 불편한 증상도 나타나지 않는다. 오히려 더 먹고 싶어지는 역현상까지 나타난다. 이러한 현상은 내장신경의 경보 기능이 제대로 작동하지 않아서 그런 것이지 결코 위장이 강해서 그런 것이 아니다. 그러는 사이 오히려 위장 외벽의 미들 존이 음식 독소로 엄청나게 손상당하고 있는 것이다. 겉으로는 소화가 잘되는 것으로 생각되지만 위암이나 대장암, 중풍, 당뇨병, 동맥경화, 지방간, 피부 질환, 관절 질환, 통풍, 어지럼증 등 큰 질병이 잉태되고 있는 것이다. 이와 같이 경보장치의 손상은 결국 많은 전신 병을 유발하는

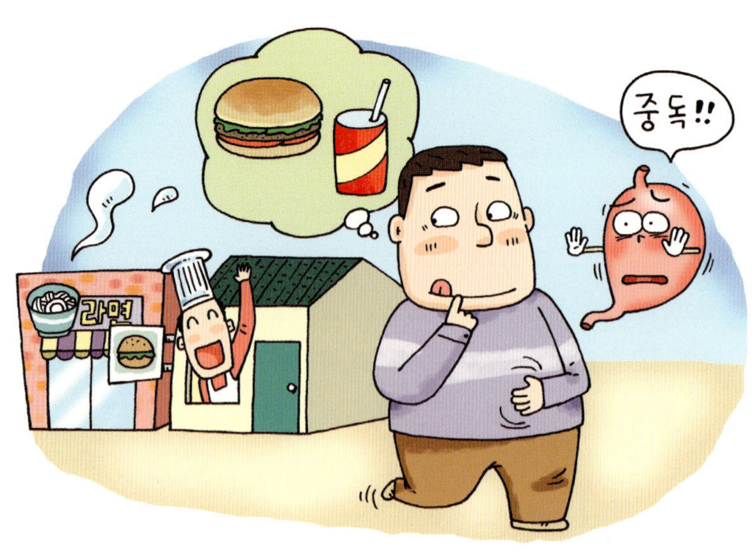

중요한 원인으로 작용한다. 실제로 병원에 입원해 있는 중풍 환자나 당
뇨병, 관절병 환자들을 보면 대체로 평소에 잘 먹고, 또 많이 먹고, 자신
의 위장은 돌도 소화시킬 만큼 강하다고 자신하는 사람들임을 볼 수 있
다. 그렇게 건강을 자신했던 사람들이 왜 이렇게 중병에 걸려 누워 있는
것일까. 그 이유는 위장 내 경보 시스템이 고장 났는데도 그런 줄 모르
고 소화가 잘되는 것으로 착각하여 마구 먹었기 때문이다.

　이제 경보 시스템의 중요성을 깨달아야 한다. 더부룩하다든지 통증이
나 구토, 설사 등과 같은 위장 증상이 나타나면 이러한 증상은 우리 몸
을 위해 매우 중요한 증상이고, 몸이 위험하다고 위장이 말하는 것임을
깨달아야 한다. 거기까지 먹으라는 것이고, 그 음식은 위험하니 조심하
라고 위장의 주인인 우리에게 알리는 것이다.

　위장의 경보장치가 고장 나는 이유는 급식, 폭식, 과식, 독소 음식 등
으로 위장 내에 독소들이 내장신경에 쌓이면서 신경이 변성되어 발생된
다. 일단 신경이 독성 음식에 변성되면 이때부터는 음식의 좋고 나쁨을
판단하지 못하고 그 음식에 대해 무조건적인 'OK' 사인을 보내게 되고,
그 음식만을 더 찾게 되는 악순환이 계속된다. 요즈음 아이들이 인스턴
트 음식이나 패스트푸드에 익숙해지면 그 음식만을 선호하게 되는 현상
도 바로 특정 음식의 과도한 섭취와 그로 인한 독소가 신경을 변성시켰
기 때문이다.

신경호르몬의 과잉 반응

위장의 신경호르몬 분비세포들은 혀의 미뢰(Taste bud)처럼 작용하면
서 위장 내로 들어온 물질에 대한 정보를 점막 상피세포에 있는 감각신

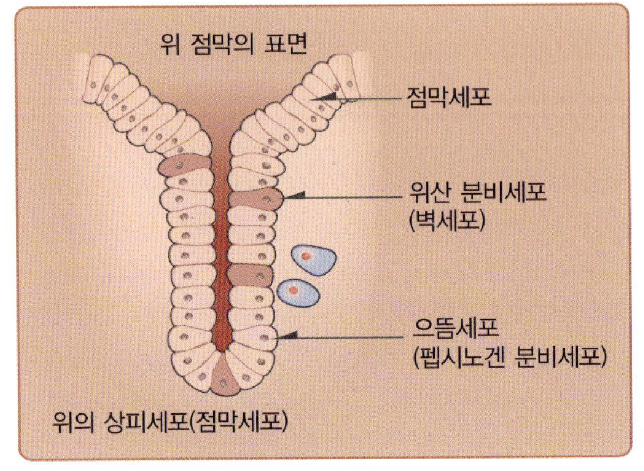

경에 제공하여 유해물질이나 기타 손상인자에 대해 대처해 나간다.

예를 든다면 기계적인 힘이나 술, 진통제, 자극적인 음식, 담즙의 역류 등에 의해 점막의 상피세포가 손상될 수 있고, 상피세포가 손상되면 염산과 단백질 소화효소인 펩신이 오히려 과격한 공격인자가 되어 위 조직이 파괴되기 시작한다. 위 조직이 파괴되면 신경호르몬과 외인신경은 위산이 증가하는 즉시 뇌, 척수를 자극하여 혈류 증가를 비롯한 여러 방어체계를 가동함으로써 위장을 보호하게 된다.

그런데 지속적인 감염이나 염증, 손상이 진행되면 신경호르몬이나 감각신경에 심각한 기능적 변화가 발생하게 된다. 일단 기능적 손상이 되면 처음의 원인 물질이 사라져도, 증상은 지속되게 된다. 신경호르몬과 감각신경계의 이러한 병적인 변화는 위장으로 유입되는 물질에 대해 지나치게 과민 반응을 하게 되고, 과민한 왜곡 정보를 뇌에 전달하게 됨으로써 통증이나 속 쓰림, 설사, 구역감 등의 증상이 발현되는 것이다. 결국 우리가 위와 장의 증상이 예민하게 느껴진다고 할 때 바로 이러한 신경호르몬과 감각신경계의 변화, 나아가 뇌의 중앙처리 과정의 변화 등에 문제가 있기 때문인 것이다.

세콤보다 정교한 위장의 경보 시스템

위장의 내장신경이 유해물질이 들어올 때 어떻게 대처해 나가는가를 살펴보면 매우 흥미롭고 새로운 사실들을 알게 된다. 해로운 물질에 대해 몸을 보호하기 위해 내장신경은 외인신경과 합작하여 경보 시스템을 가동하게 되는데 위장의 경보 시스템은 매우 치밀하고 다양한 채널을 갖추고 있다.

첫째, 경보 시스템 1단계 "독소, 고분자 물질, 감염성균 침입!"
  점막층에 있는 상피세포와 면역세포, 장내 분비세포가 발견 첫 반응.
둘째, 경보 시스템 2단계 "알았다, 오버!"
  내인신경이 상피와 면역 경보체계로부터 정보를 받는다.
셋째, 경보 시스템 3단계 "지금부터 통증이 시작될 것이다!"
  정보들을 모니터해서 외인신경을 통해 뇌에 전달한다.
  뇌에게 지금 유해물질이 들어왔으니, 또는 음식이 너무 많이 들어와 독소가 몸으로 파급될 것 같으니 통증, 구토, 더부룩한 증상, 설사와 같은 위장 증상을 일으켜달라고 메시지를 보낸다.

위장 내에는 잘 발달된 신경 시스템이 분포되어 있으면서 위장 속으로 들어오는 각종 음식물이 많이 들어왔는지, 아니면 독소가 함유되어 있는지, 너무 급하게 먹어 소화 안 되는 고형물질이 포함되어 있는지 등을 판단하여 잘못된 식사에 의해 파생된 독소들이 몸으로 공급되지 않도록 경비를 한다. 그런데 이러한 몸 지킴이 방법이 바로 뇌와 협조해서 각종 위장 증상을 만들어서 수행하는 것이다. 즉, 체하고, 토하고, 아프고, 설사하고 하는 등의 증상은 섭취한 음식으로부터 많은 독소가 형성되어 몸을 손상시킬 수 있다는 것을 위장의 내장신경계가 판단하여 뇌에 알림으로써 발현되는 보호 사인인 것이다.

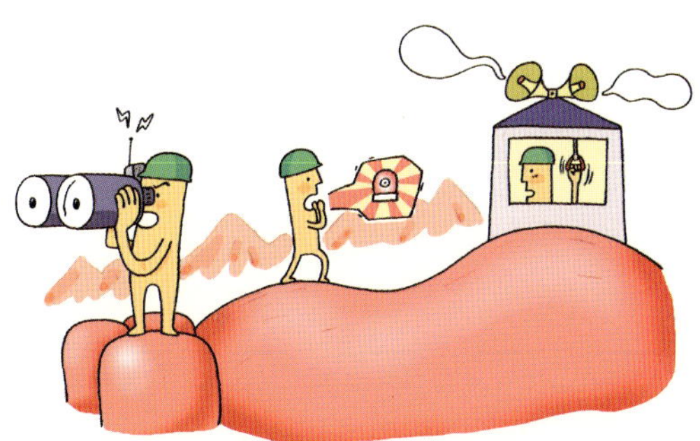

담적이 위장 면역세포 및 혈액 순환의 장애를 유발시킨다

면역계 이상

상피 장벽이 파괴되면 장내 내용물이나 유해물질이 기저의 면역세포에 접근하여 면역계를 손상시키고 이로 인해 비정상 면역 반응을 보이기 시작한다. 면역계에 손상이 오면 위염, 장염, 크론씨병, 각종 자가면역 질환, 피부 질환, 관절 질환 들이 발생될 수 있다(참고 46쪽 '위장은 우리 몸의 최전선 전쟁터').

위장 혈액 순환 장애

혈액 순환은 위장의 운동, 면역, 신경반응 등 생리적인 기능을 수행하는 데 있어 필수적인 요인일 뿐만 아니라, 상기의 기능들이 손상 받았을 때 이를 회복하는 데 가장 중요한 공신의 역할을 한다. 혈액 순환이 잘되어야 고장 난 곳의 수리가 잘된다는 뜻이다.

혈액 순환 장애의 종류는 혈액 공급량 자체가 적은 경우와 혈액의 점도가 높아서(탁하거나 끈적끈적한 혈액) 순환에 장애가 되는 경우, 그리고 혈관이 좁아진 경우 등으로 분류된다. 이들을 의학 용어로 허혈(虛血), 담저(痰沮:노폐물이 끼어 있는 상태), 어혈(瘀血) 등으로 표현한다. 허혈은 심장 기능이 약하거나 스트레스로 인해 혈액 공급을 제대로 하지 못해 핍혈(乏血)이 되는 것을 말하며, 어혈은 출혈이나 그 후유증으로 사혈(死血)이 남아 생긴 혈전이 혈관 벽에 붙어 혈액이 원활하게 소통되지 못하는 상태이다.

허혈이 되면 위장 점막세포가 손상을 받아 쉽게 깨지는 현상이 진행되어 내독소 환경이 조장되고, 혈액의 흐름이 거꾸로 바뀔 수 있어 타

부위로의 독소 유입이 진행된다. 그래서 심근경색증과 베체트병과 같은 자가면역 질환이 유발될 수 있다. 그리고 염증 매개물질이 잘 생기고, 위장 내 산소 공급이 결핍되거나 점막 재생 기능이 저하된다.

특히 혈관 내에 담저 현상이 되면 혈관 벽이 굳어지거나 좁아지는 현상이 진행됨으로써 담적의 상태가 촉진되거나 위장병의 만성, 악성 진행으로의 바탕을 이루게 되고, 특히 간장으로 탁하고 오염된 혈액을 공급하게 되어 많은 전신 질환도 유발하게 된다.

담적이 위장 운동 페이스메이커인 카할세포를 손상시킨다

위장 근육의 이상

위장의 연동운동과 섞기 작업은 위장의 평활근에 의해 이루어진다. 평활근이 강해야 소화와 배설운동이 잘되는 것이다.

그런데 평활근이 굳어지면 위장의 운동 능력이 떨어져 명치끝 답답, 가스 참, 역류, 트림, 배변 장애, 잘 체함 등의 증상이 나타나게 된다. 평활근이 굳어지는 현상에 대한 원인은 의학적으로 그동안 밝히지 못한 부분이다. 그러나 최근 평활근 운동의 페이스메이커로 알려진 카할세포를 발견함으로써 카할세포의 감소가 위장 운동성을 저하시키는 것으로 밝혀지고 있다. 카할세포 감소의 원인은 아직 알려지지 않았지만, 위장 운동 장애 현상이 현저한 환자에게 담적병 치료를 통해 굳어진 위장 외벽을 완화시켜주자 소화운동이 회복되는 임상 현상을 관찰하면서 카할세포 감소는 위장의 담적 독소와 관련 있을 것으로 사료된다.

카할세포

카할세포는 1911년 카할이 신경과 유사한 세포를 발견하여 이름이 붙여진 것으로 위장 신경계와 평활근 사이에 존재하면서 자발적인 운동의 페이스메이커 역할을 한다. 카할세포는 감정 조절 신경물질인 세로토닌에 의해 조절된다. 기분이 좋을 때 소화가 잘되고, 우울하거나 스트레스 받을 때 소화가 안 되는 것은 이 때문이다. 위장관의 운동은 신경에 의한 것과 근육에 의한 것이 있는데, 신경에 의한 것은 다양한 신경매개물질과 호르몬에 의해 조절되고, 근육에 의한 것은 대부분 카할세포에 의해 이루어진다.

카할세포 감소로 인한 관련 질환에 대한 연구 내용

장운동 저하로 오는 변비 환자와 후천적 거대결장환자(aequired magacolon), 그리고 위장 양성종양(간질 조직 종양, GISTs) 환자 모두에서 카할세포가 현저히 감소되어 있는 현상을 확인함으로써 카할세포 감소가 평활근의 운동력 저하 및 조직 증식과 깊은 관련이 있음을 보고하고 있다.

이 외에도 카할세포가 분포되어 있는 곳인 전립선과 유방, 방광 부위에서 전립선 비대증, 유방 선조직 증식, 방광 수축력 저하 등의 문제가 발생하였는데, 이들 질환에서 공통적으로 카할세포 감소 현상이 두드러지게 나타났다고 한다. 이를 통해 카할세포가 조직 증식과 평활근 운동에 직접 관련하고 있는 것임을 다시 한 번 확인할 수 있다. 그리고 췌장의 외분비선과 간문맥 혈관 및 복강 동맥에서도 카할세포가 존재하는 것이 밝혀짐으로써 당뇨병과 간경변, 그리고 동맥경화 등의 질환도 카할세포 감소와 관련 있을 것으로 예상된다. 만약 카할세포가 왜 감소하는가를 과학적으로 찾아낼 수 있다면 상기의 난치성 질환 치료의 길도 열릴 수 있을 것으로 기대된다.

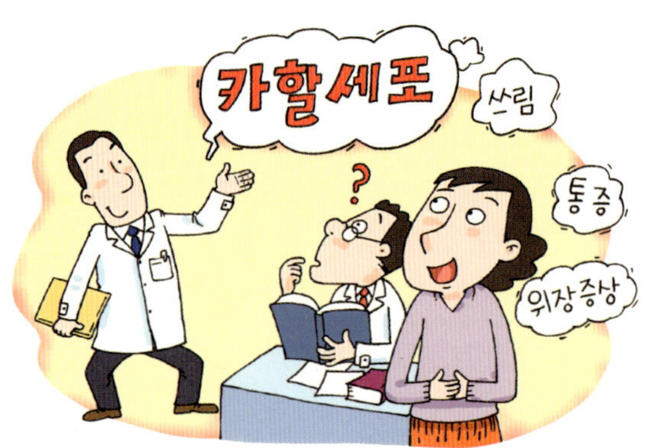

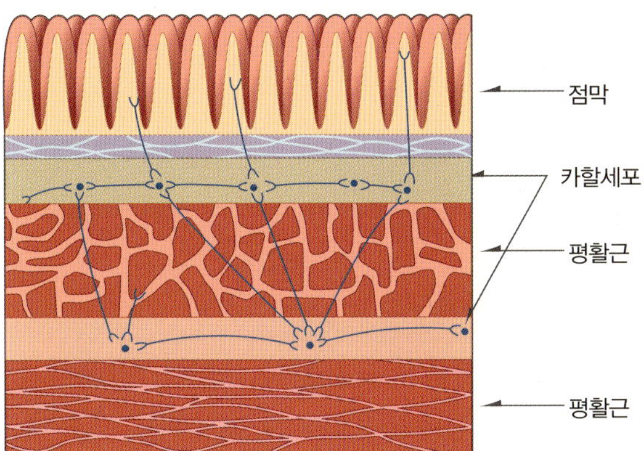

카할세포의 역할 및 기능

• 카할세포는 주로 위장의 대만(gastric antrum)에 존재하며, 위장관 운동을 조절하는 페이스메이커로 작용한다.

• 카할세포는 위장에서 기계적 감각수용체로서의 역활을 수행한다. 음식물이 위장에 차게 되면 신경반사적응으로 카할간질세포의 운동성이 발현된다. 그러나 카할간질세포의 발현이 줄어들면, 음식물들이 위장에 차 있어도 신경반사 작용이 늦거나 더뎌진다.

• 카할간질세포 감소는 위장관의 수축력 감소로 인한 위장관 운동 장애(gastric intestinal motility disorder)의 핵심이라 할 수 있다.

카할세포 감소 시 발생하는 질환

• 장 운동 저하성 변비 및 후천성 거대결장증(anquired megacolon), 장의 게실 부위에 카할간질세포가 현저히 줄어 있음을 확인.

• 전립선 비대증 및 유방선종의 선조직 증식 질환이 카할세포와 상관관계가 있는 것으로 보임. 방광 수축력 저하 질환이나 췌장의 외분비선(excorine) 분비 질환과도 관련 있을 것으로 추정.

• 복강동맥 및 간문맥(portal vein)의 원활한 혈액 흐름에도 영향을 주고 있으며 위장관 간질종양(GISTs)의 발현은 카할간질세포와 분명한 상관관계가 있음.

카할세포의 보편적인 명칭은 Interstitial Cell of Cajal, ICC라 약칭하며, 대부분 위장 근육층에 있으므로 ICC-IM(Interstitial Cell of Cajal intra musculars)라고 하는 것으로 그 역할과 감소 시 발생하는 질환으로 볼 때 담적 증상과 분명한 상관관계가 있다고 사료 .

담적병과 카할세포, 그리고 위장 운동의 연관성은!

위장 외벽이 붓고 굳어지는 현상은 2006년 위장 외벽 상태를 관찰하는 기기를 이용한 검사로 확인된 바 있다. 그리고 위장 외벽이 붓고 굳어졌다고 확인된 환자들의 경우 대부분 더부룩함, 가스 차거나 팽만, 역류 등과 같은 위장 운동 저하 현상이 공통적으로 나타났다. 그리고 이 환자군에서 간경변, 당뇨병, 자궁근종, 전립선 증후군, 유방 결절, 잦은 방광 질환, 담 결림 등의 증상들이 병발되어 있는 경우를 관찰할 수 있었다. 이러한 임상 현상들은 위와 장 외벽, 즉 평활근층이 굳고 붓는 현상과 카할세포가 분포되어 있는 부위에서 조직 증식이나 굳어지는 현상이 무관하지 않음을 유추해볼 수 있다.

특히 흥미로운 사실은 이러한 질환들에 담적 제거를 위해 담 독소 제거와 위장 외벽 혈액 순환 개선의 처방을 투여했더니 위장의 굳어지고 부은 조직이 부드럽게 완화되면서 기능성 위장 질환은 물론 당뇨병과 간경변, 방광 질환, 자궁근종 등의 문제도 완화되는 현상을 발견하게 된 것이다. 우리는 이러한 임상 결과를 통해 담적 독소가 카할세포 감소에 분명히 관련이 있음을 추론할 수 있었다.

향후 동물 실험을 통해 담적병을 유발한 후 카할세포의 활성도와 세포수 감소를 확인하고, 동시에 카할세포가 분포되어 있는 기관에 담적 독소가 어떠한 영향을 주는지에 대한 연구 진행이 있어야 될 것으로 사료된다.

가장 흔한 질환, '위염'

위염은 말 그대로 위에 생긴 염증이다. 염증(炎症, inflammation)은 불꽃(炎, flame)이 있는 상태(症)를 표현한 것이다. 그래서 염증이 있게 되면 그 부위에 열이 나고, 붓고, 아프고, 빨갛게 되기 때문에 흔히 위가 헌다고도 말한다. 내시경 상에서는 위장 점막의 색조 변화나, 새어나오는 진물의 유무, 부종의 유무를 가지고 위염을 판단한다. 조직검사를 하면 더욱 세밀하게 염증세포들과 조직의 변화도 알게 되고 헬리코박터균의 존재도 확인하게 된다. 서양 의학에서는 염(炎)이 모든 병인의 90%를 차지하고 있다.

염증이란 말은 병 그 자체가 아니다. 그야말로 병에 의해 빚어지는 현상인 것이다. 염증 현상은 세균이나 독소 같은 어떤 자극에 대해 생체조직이 방어하면서 유발되는 반응의 결과이다. 그래서 염증으로 진단하는 것은 겉의 문제만을 확인한 셈이고, 염증을 치료하는 것은 현상을 치료하는 것이지 병을 치료하는 것이라 볼 수 없다. 염증의 속은 바로 위장의 면역계, 신경계, 근육, 각종 매개물질, 혈관계 등에 장애가 나타나서 과민한 면역과 신경 반응, 투과도 증가로 인한 유해물질 유입, 신경 내분비 조절 기능의 이상, 운동 조절 세포인 카할세포의 변화 등과 같은 문제들이다. 이것이 위장병의 본질이고 병인 것이다.

Part 05

담적병,
간경화·당뇨병
부른다

미들 존은 우리 몸에서 물을 모아두었다가 논에 물을 공급하는 저수지의 수문과 같은 위치에 있기 때문에 미들 존의 오염은 전신 오염과 직결된다. 미들 존에 조성된 더럽고 탁한 혈액은 위장 외벽의 혈관이나 림프계를 통해 간장과 심장, 그리고 전신 면역계에 전달되게 됨으로써 동맥경화 같은 혈관 질환, 당뇨병 같은 대사 질환, 피부병 같은 독소 질환, 각종 감염 질환 등에 잘 이환된다. 특히 이를 해독해야 할 간장이 피곤해져 있으면 독소물질은 더욱더 기승을 부리고 우리 몸을 괴롭히게 된다.

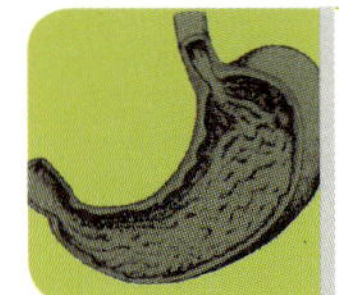

우리 몸의 정화조
미들 존이 고장 나면 몸 전체가 오염된다

미들 존은 우리 몸에서 물을 모아두었다가 논에 물을 공급하는 저수지의 수문과 같은 위치에 있기 때문에 미들 존의 오염은 전신 오염과 직결된다. 미들 존에 조성된 더럽고 탁한 혈액은 위장 외벽의 혈관이나 림프계를 통해 간장과 심장, 그리고 전신 면역계에 전달되게 됨으로써 동맥경화 같은 혈관 질환, 당뇨병 같은 대사 질환, 피부병 같은 독소 질환, 각종 감염 질환 등에 잘 이환된다. 특히 이를 해독해야 할 간장이 피곤해져 있으면 독소물질은 더욱더 기승을 부리고 우리 몸을 괴롭히게 된다.

결국 손상된 위장 점막은 독소물질 유입의 게이트 역할을 하게 됨으로써 자가면역 질환이나 각종 대사증후군, 아토피 같은 피부 질환, 2형 당뇨의 급증, 복부 비만, 갑상선 질환, 원인 불명의 관절 질환, 여성 자궁 질환 등과 같은 그동안 의학적으로 발병에 대한 정확한 이유를 제시하지 못하고, 또 그래서 제대로 치료하지 못했던 그런 난치성 질환들을

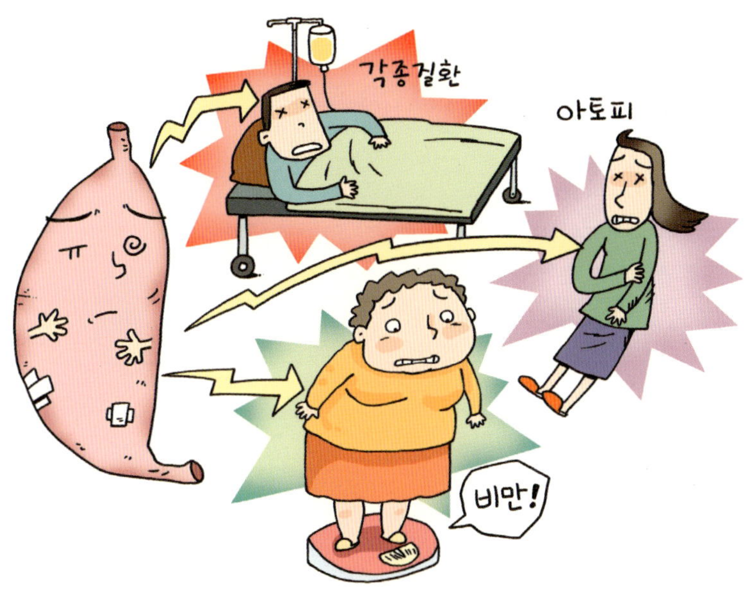

많이 만들게 되는 것이다. 독소물질의 전신 순환으로 인해 발생되는 문제들은 사람마다 다르게 나타나는데 대개 그 사람의 체질적 소인과 허약한 부위로 집중된다.

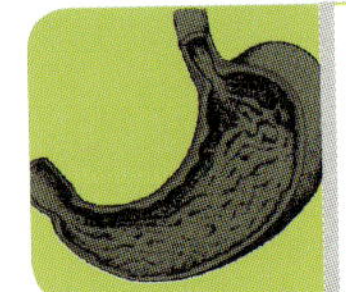

담적병으로 인한 전신의 변화

다음의 자료는 담적병을 발견한 후 3년 정도의 기간 동안 약 12,000 건의 담적 환자를 관찰하면서 환자들이 공통적으로 호소하는 주요 전신 증상이나 질환들을 조사, 정리한 것이다. 특히 이들 환자에게 담적 치료를 적용했을 때 아래의 증상이나 질병들이 대부분 소실되거나 완화되는 임상 경과를 볼 수 있었기 때문에 아래의 질환 원인이 담적병이라는 사실을 재확인하는 좋은 계기가 되었다.

수분 대사에 장애가 생긴다

- 몸이 붓는다.
- 유난히 복부 비만이 심하다.
- 설사나 변비가 불규칙하게 발생된다.
- 신장증후군에 잘 걸린다.

소화기가 나빠진다

- 속이 늘 더부룩하고, 음식을 조금 먹었는데도 포만감을 느낀다.
- 잘 체하고 역류가 잘 된다.
- 속이 쓰리거나 경련이 잘 발생된다.
- 차멀미, 헛구역질, 구토 등의 증상이 나타난다.
- 가스가 잘 차고 배변이 시원치 않다.
- 대부분 신경성 위염이나 과민성 대장증후군이란 진단을 받는다.

생식기에 장애가 온다

- 생리통이 심하다.
- 생리 주기가 불규칙하고 경폐가 되는 경우도 있다.
- 자궁내막증, 자궁근종 등이 잘 생기고, 냉대하와 자궁염이 잘 발생된다.
- 방광이 굳어져 소변이 자주 마렵고 시원치 않다.
- 이유 없이 방광염이 잘 발생된다.
- 전립선 비대와 전립선 증후군이 잘 발생된다.

면역체계가 흔들리고 피부 트러블이 생긴다

- 감기나 감염성 질환에 쉽게 걸린다.
- 피부, 코, 기관지 등에 알레르기가 잘 생긴다.
- 무좀이나 습진이 잘 낫지 않는다.
- 베체트병, 관절염 같은 자가면역 질환에 잘 걸린다.
- 몸에 멍이 잘 들고, 혀와 입 안이 잘 헌다.
- 눈빛이 탁하며 얼굴색이 지저분하게 어둡거나 기미가 잘 낀다.
- 얼굴에 여드름이나 뾰루지가 잘 생긴다
- 다크 서클(Dark circle)이 생긴다.
- 상처가 생기면 쉽게 곪고, 종기도 잘 난다.

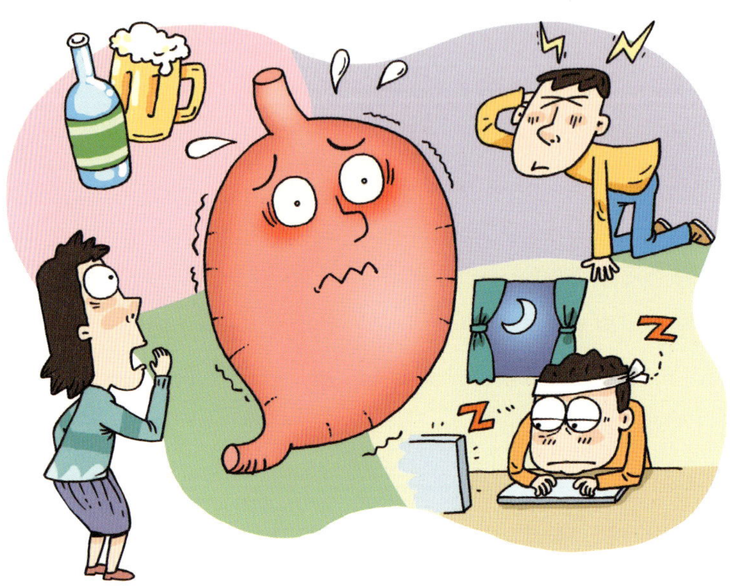

노폐물로 탁해진 혈액이 뇌에 영향을 준다

- 두통, 어지럼증이 나타난다.
- 건망증이 심해지고 치매로 이어지기도 한다.
- 동맥경화가 잘 생긴다.
- 고혈압이나 중풍에 걸릴 확률이 높아진다.
- 안구건조증이나 안통이 잘 발생된다.
- 구취가 심하다.

대사장애 질환이 잘 발생된다

- 2형 당뇨병이나 저혈당증에 잘 걸린다.
- 만성피로증후군으로 항상 피로하고 무기력하다.
- 고지혈증과 지방간이 있다.
- 간염 바이러스 증식이 잘 되고, 간염 환자의 간경변 이행이 잘 된다.

관절과 근육계에 이상이 생긴다

• 퇴행성 관절 질환이나 움직일 때 뼈마디에서 소리가 난다.

• 뒷목이 뻣뻣하고 통증이 느껴지고, 어깨 결림, 온몸에 담 결림이 잘 발생된다.

• 큰 이유 없이 요통이나 다리에 쥐가 많이 난다.

• 통풍이나 비 특이성 관절염이 잘 생긴다.

심신의 조화가 흐트러진다

• 이유 없이 불안하고 초조하거나 사소한 일에 화가 나고 짜증이 생긴다.

• 갑상선 질환이 잘 생긴다.

• 우울증에 잘 걸린다.

• 항상 졸린 느낌이다.

• 가슴이 답답하고 협심증이나 천식같이 숨 차는 경우가 많다.

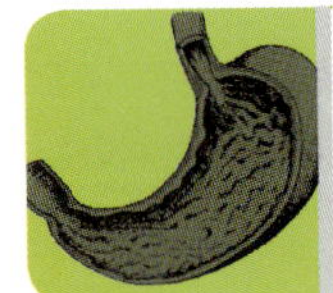

담적병으로 비롯되는 주요 난치성 질환

이와 같이 담적병으로 인해 전신의 생리 기능이나 기관들이 독성 영향을 받아 많은 증상과 함께 생리적 변조 현상이 일어나게 되는데, 이러한 병리적인 현상이 지속되면 질병으로 자리 잡게 된다. 다음은 임상에서 담적 환자들에게 병발하는 질환들 중에서 담적 치료를 통해 증상이 개선되는 결과를 얻어 담적병과의 인과관계를 인정할 수 있는 대표적인 질환을 정리한 것이다. 이와 함께 이러한 질환들이 담적병으로부터 어떠한 과정을 거쳐 발생되는지에 대한 병리 기전과 치료 개념도 제시하였다.

두통을 만드는 담적 독소

'골치가 띵하게 아프다' '꼭 조여맨 듯하다' '지끈지끈하게 아프다'

'찌릿찌릿하다' '빠개지는 듯이 아프다' 같은 두통이라고 해도 환자가 느끼는 통증의 정도나 양상은 제각각이지만 안타깝게도 현재까지 두통을 치료하는 약은 개발되어 있지 않다. 단지 진통제로 순간순간 넘어가는 정도가 고작이다. 세계 인구의 약 40% 정도가 심한 두통을 호소한다고 하니까 살면서 두통을 겪지 않는 사람은 지구상에 한 사람도 없을 정도로 두통은 현대인에게 흔한 병이다. 그럼에도 불구하고 의학이 첨단으로 발달된 오늘날에도 두통을 완치하는 약이 개발되지 않은 이유는 무엇일까? 그것은 간단히 말해 두통의 근본적인 원인을 찾아내지 못했기 때문이다. 이런 의미에서 담적병의 발견은 두통을 유발하는 원인 물질 탐색에 결정적인 길을 열어주었다고 할 수 있다.

담적의 독소가 두통을 유발할 수 있다는 생각은 담적 환자들이 공통적으로 두통을 호소하는 현상을 관찰하면서부터이다. 예전부터 한의학에서는 담궐두통이라고 해서 비위의 문제로 인해 두통이 발생될 수 있

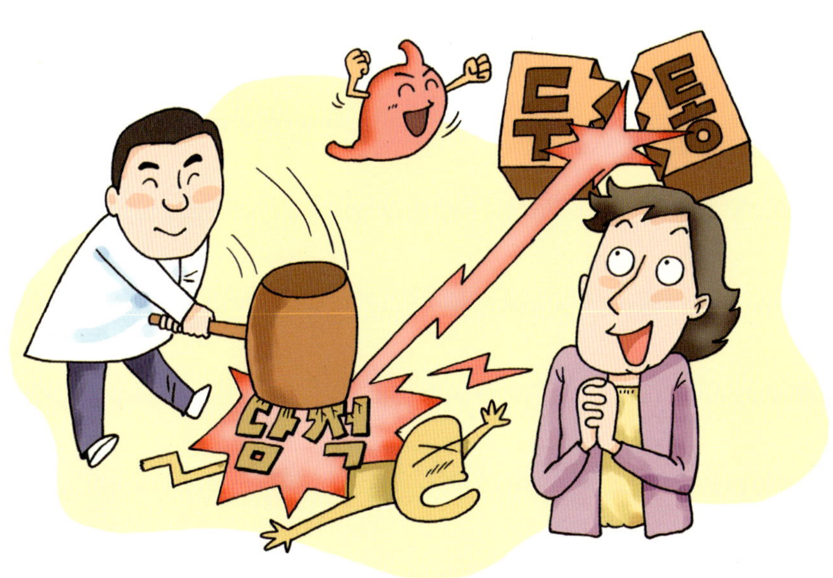

음을 설명하고 있지만, 그것이 어떤 경로를 통해 두통을 유발하는지에 대한 객관적인 기전은 제시하지 못했다.

그러나 미들 존의 오염 변성 때문에 생긴 담적병의 실체가 확인된 덕분에 위장관의 문제로 두통, 어지럼증이 발생되는 기전 파악이 가능해졌고, 또 이로 인한 치료법도 더 구체적으로 세울 수 있게 되었다. 물론 모두가 다 위장관의 문제 때문만은 아니고, 스트레스나 각종 외인 인자들이 있지만 가장 큰 부분이 담적병의 독소와 관련되어 있다 할 수 있다.

실제 두통약을 달고 사는 여성 환자 대부분은 만성 소화불량을 지니고 있어 소화가 안 될 때 두통이 심해진다고 호소하면서도 위장을 치료할 생각은 안 하고, 습관적으로 소화제보다는 두통약을 복용하는 경향이 있다.

소화가 안 될 때 두통이 발생하는 이유는 미들 존 손상으로 담적병의 독소물질들이 신경계에 영향을 주거나 직접 혈관을 타고 뇌로 유입되어 두통이 나타나는 것이다.

그런데 소화가 안 돼도 두통이 없는 사람이 있고, 또 조금만 소화가 안 돼도 두통과 어지럼증이 심하게 나타나는 경우가 있는데, 이것은 위장 점막의 손상 정도와 관련이 있다. 위장 점막의 치밀 결합이 심하게 깨진 사람은 위장 내에 있는 각종 독소들이 미들 존으로 쉽게 투과되기 때문에 독소들이 금방 전신으로 퍼져서 두통이나 어지럼증이 소화가 안 될 때마다 발생하게 되는 것이다.

담적을 잡으면 어지럼증도 잡힌다

어지러운 증상이 나타나면 대부분 빈혈이라고 생각하지만 대부분의 어지럼증은 뇌의 독소와 귀 문제 등과 관련이 있다. 뇌의 독소로 인한 어지럼증은 두통의 부분과 일맥상통하며, 특히 귀로 인해 발생되는 어지러운 증상도 담적병과 무관하지 않다.

특히 어지럼증이 발작적으로 일어나는 메니에르씨병이라든가, 귀 안에 아주 미세한 돌이 돌아다니면서 유발하는 어지럼증에 시달리는데도 별 치료법이 없어 그저 증상에 대해서 둔감해지는 훈련만 하게 되는 이석, 그 밖에 림프부종과 같은 귀와 관련되어 발생되는 어지럼증의 경우 등 모두가 위장에서 형성된 담적 독소에 영향을 받아 발생되는 병인 것이다.

귀는 샤워나 머리 감기를 통해서 귀 안으로 물이 들어갈 수 있는 환경에 쉽게 노출되어 있다. 하지만 귀에 들어간 물은 억지로 빼내지 않아도 스스로의 정화 기능을 통해서 저절로 배출된다. 문제는 정화 기능이 깨졌을 때이다. 위장으로부터 담적 독소가 귀에 공급되면 귓속이 눅눅해

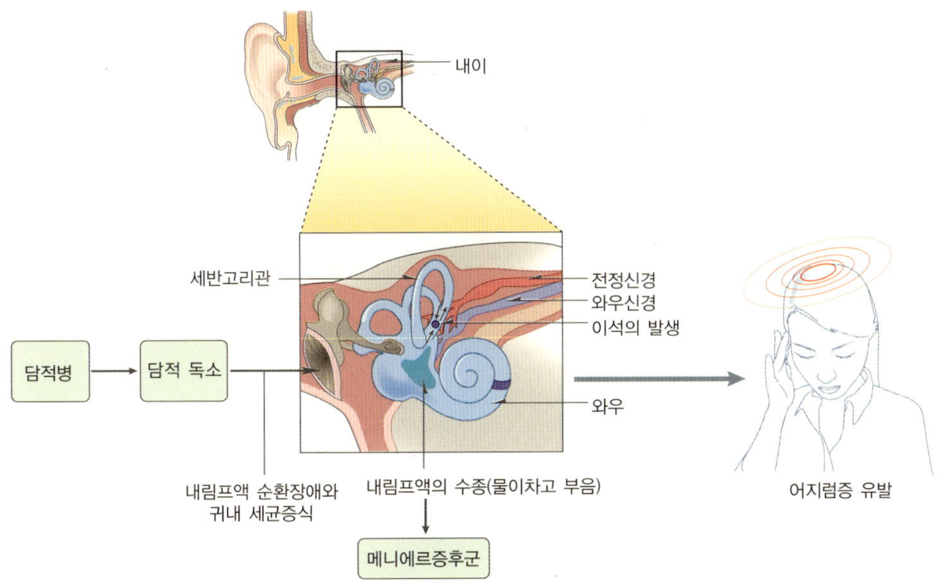

지면서 수분 정화 기능이 저하됨으로써 각종 세균 자생과 염증 발생이 진행되고, 또 오염된 수분이 저류되어 림프부종이 생기는데, 이러한 현상이 오래되면 담적같이 단단한 독소 결절도 만들어져 어지럼증을 유발하게 된다. 따라서 귀에 관한 어지럼증도 그 뿌리를 살펴보면 위장과 관련 있음을 알 수 있다. 한의학에서 귀로 인해 발생되는 어지럼증에 귀의 수분 대사를 촉진시켜주는 약을 쓰는 이유가 여기에 있다.

담적 치료로 근본적인 당뇨병 치료에 도전한다.

전체 인구의 8%가 당뇨병 환자, 매년 30여만 명씩 증가, 경제협력개발기구 OECD 국가 중 당뇨 합병증으로 인한 사망률 1위. 우리나라 당뇨병의 현주소다. 당뇨병은 췌장에서 인슐린이 제대로 나오지 않거나 포도당이 적절히 쓰이지 않아 혈관에 당 성분이 쌓이는 질환이다. 병 자체보다 합병증이 더 무섭다. 혈당을 제대로 관리하지 못해 고혈당 상태가 오래 지속되면 혈액을 따라 돌아다니는 당 성분이 신체 각 기관에 해를 미쳐서 시력을 잃게 하는 당뇨 망막증, 다리 절단을 불러오는 족부 궤양을 비롯해 신부전증, 뇌졸중, 말초 혈행 장애 등의 합병증을 일으킨다.

그런데 병의 심각성에 비해 의학적 대처는 역부족인 상태다. 현재 대부분의 당뇨병 치료는 완치 개념보다는 관리 개념에 머물고 있고, 오히려 지속적인 약물 투여로 인슐린 저항성과 췌장세포 약화 등의 문제가 유발될 수 있다. 최근 성인 당뇨병의 대부분을 차지하고 있는 제2형 당뇨병은 비인슐린형으로서 인슐린은 충분한데 포도당을 잘 쓰지 않아 혈관 안에 당 성분이 쌓이는 형태의 당뇨병이다. 이러한 이유는 조직세포막이 노폐물로 오염되어 세포막의 인슐린 감지 기능 저하와 인슐린 저항성이 생겨 조직세포로의 포도당 유입이 떨어지기 때문에 발생하는 것이다.

조직세포막에 끼는 노폐물을 한의학에서는 담이라고 하는데, 이 담은 바로 담적으로부터 만들어져 공급되는 것이다.

또한 담적 독소는 췌장도 손상시키는 것으로 보인다. 담적 독소가 췌장에 쌓이게 되면 췌장 내에서 항원성 물질이 만들어지게 되는데, 이로 인해 자가면역적 현상이 진행되어 췌장세포가 파괴되고, 인슐린 생산 장애로 이어지는 것이다.

담적 독소가 2형 당뇨병의 주범이라는 사실은 임상에서 세포막에 끼어 있는 노폐물을 제거할 목적으로 담적을 제거하는 한방 처방과 대체의학의 해독정화 요법을 적용한 결과에서 증명이 되었다. 위장 외벽의 담적을 제거하게 되면 혈당강하제나 인슐린 투여를 줄이거나 중단해도 혈당이 떨어지는 치료 효과를 거둔 것이다.

입원 당시 콜레스테롤 수치 1,250mg/dl 공복 혈당 200mg/dl이 넘었던 비만형의 43세 여자 환자는 담적 치료 이후 공복 혈당 수치가 100mg/dl 이하로 떨어져 당뇨약 복용을 중지하게 됐고, 콜레스테롤 수치도 300mg/dl 이하로 떨어지면서 전반적인 컨디션이 좋아지는 것을 관찰할 수 있었다. 이러한 임상 사례는 그릇된 식습관과 비만 등 후천적으로 빚어지는 당뇨병 발생에 담적병이 관련 있음을 증명하는 것이다.

담적 치료를 통한 혈당 조절의 원리

• 두조직 세포막에 끼어 있는 노폐물을 제거한다.
• 췌장세포의 인슐린 생산을 촉진한다.
• 간장의 과잉된 포도당 대사 처리 기능을 활성화한다.

• 심한 당뇨병의 경우 필요에 따라 서양 의학의 혈당강하제와 인슐린 투여를 병용하여 안전한 치료를 진행하면서 점진적으로 투여량을 조절해 나간다.

간이 굳어지는 간경화가 담적 독소 때문

간질환은 한국인 사십대 남성의 사망 원인 중 1위를 차지하고 있다. 그 가운데 우리나라 남성 사오십 대의 생명을 위협하는 대표 질환인 간경화는 심해질 경우 합병증을 동반하고 간암으로까지 진행된다. 간경화의 가장 큰 주범은 B형간염이 약 68%, C형간염이 약 15%, 알코올성 간염이 약 17% 정도로 보고되고 있다. 다행히 B형간염의 경우 예방백신의 개발로 간염 발생은 감소했지만 간염 환자가 간경변으로 진행되는 확률이 최근 들어 급격히 증가하고 있다는 데 심각성이 있다. 간염 발생은 줄어드는데 조사 기관에 따라 다르지만 간염 발생 20년 안에 간염에서 간경변증으로 넘어가는 사례가 30~60%까지 훨씬 많아지고 있는

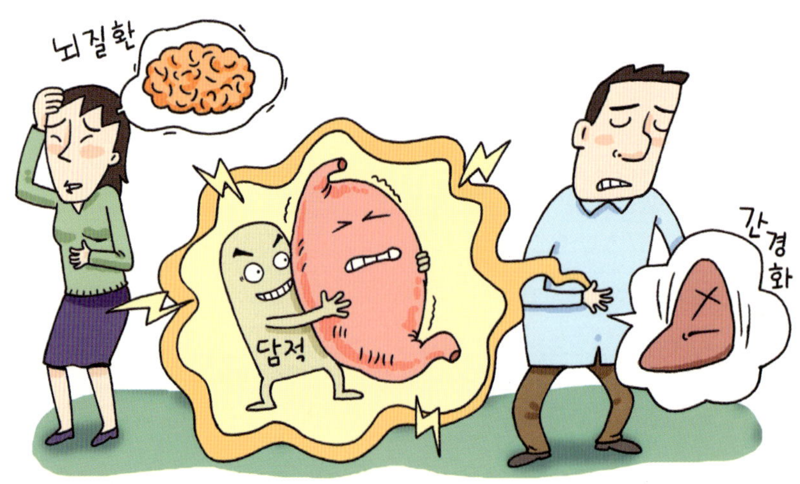

이유는 무엇일까.

한의학에서는 간경변이 간염 환자가 잘못된 식습관인 음식실절(飮食失節), 분노, 과로, 과음이 겹쳤을 때 발생하며, 특히 식탐이 많거나 과식, 폭식, 야식 등의 불규칙한 식생활을 하는 경우 체내에 식적(食積)이 쌓이게 되고, 이것이 독소가 되어 간에 영향을 줌으로써 간경변이 호발된다고 보고 있다. 간경변은 간염바이러스뿐만 아니라 위장관으로부터 간장으로 공급되는 혈액의 독성과 오염 상태에 영향을 받으며, 결국 간경변 또한 위와 장 외벽 즉 미들 존의 상태와 직결된다고 할 수 있다. 미들 존은 간장으로 보내는 혈액의 정화 작용을 하기 때문에 이곳의 문제는 간장에 그대로 전달될 수밖에 없는 것이다. 실제 간염환자들의 혈액 검사나 초음파 검사상에는 나타나지 않았더라도 간세포는 얼마든지 굳어질 수 있다. 담적이 간장 질환의 악화 요인으로 작용할 수 있다는 것이다. 임상에서 단순 간염보균자여서 큰 걱정을 하지 않던 분들이 말기 간경변으로 이행되어 당황하는 일이 흔히 발생하는 것은 이 때문이다.

이런 의미에서 미들 존의 오염이 간경변 진행의 가장 핵심적인 요인이라고 해도 과언이 아니다. 지난 2005년도 말경, 간경변 말기와 간암 합병으로 찾아온 환자에게 처음으로 담적을 제거하는 치료를 적용한 바 있었다. 당시 종합병원에서 2, 3개월 정도밖에 살지 못할 것이라던 그 환자는 3년 가까운 시간이 지난 현재까지 비교적 건강하게 생활하고 있다. 이후 모든 악성 간질환 환자에게 담적 치료를 적용하고 있으며, 예상대로 미들 존 정화 치료로 간장에 공급되는 혈액이 맑아지면서 간장의 기능이 크게 활성화되는 것을 관찰할 수 있었다. 실제로 간경변이나 간암 환자들을 진찰해보면 대부분의 환자들이 다른 어떤 환자들보다 심각한 담적의 상태를 지니고 있었기 때문에 우리가 무엇을 어떻게 먹는가 하는 것이 얼마나 중요한 것인지를 절감하게 된다.

담적 독소가 제거되어 간장으로 깨끗한 피가 보내지면 나는 말 못하는 간도 춤을 춘다고 표현하고 있다. 더럽고 오염된 혈액을 공급 받던 간장이 신선한 피를 받고 있으니 간세포가 얼마나 시원하겠는가. 다 아는 바와 같이 간장은 우리 몸에서 재생 기능이 가장 강한 장기이기 때문에 조금만 도와줘도 남은 기능을 최대한 살려서 스스로 회복할 수 있게 되는 것이다.

동맥경화도 담적으로부터 시작된다

뇌혈관이 막히거나 터져서 생기는 뇌졸중, 한방에서 중풍으로 불리는 뇌졸중과 위장과는 전혀 상관이 없는 것처럼 생각하기 쉽다. 하지만 위장이 약한 저혈압 환자가 어느 순간 서서히 혈압이 오르면서 중풍이 발생하거나, 위장이 너무 튼튼하여 과식, 폭식을 해도 소화에 전혀 문제가 없다는 사람이 동맥경화와 고혈압이 오면서 중풍으로 쓰러지는 것을 어떻게 설명할 수 있을까.

향후 실험적 연구를 통해 밝혀야겠지만 담적 독소가 혈관에 축적되어 혈관이 굳어지는 현상 때문이 아닌가 생각된다. 지금껏 살펴본 바와 같이 담적 독소가 축적되는 곳에는 근육계든 림프계 등 예외 없이 굳어지는 변성이 진행되는 것을 볼 수 있었다(어깨에 담이 결려 굳어지는 현상, 간세포가 굳어져 간경변이 되는 현상, 위장 외벽이 굳어지는 현상 등). 마찬가지로 담적 독소에 의해 전신의 혈관은 물론 뇌의 혈관까지 굳어지고 탄력이 떨어질 수 있다는 것이다. 이것이 진정한 의미의 동맥경화인 것이다. 혈관의 탄력이 떨어지고 굳어지면 갑자기 오르는 피의 압력을 혈관이 이겨내지 못해 결국 혈관 손상이 오게 되는데 이런 의미에서 중풍도 위장에서 형성된 담적 독소와 무관하지 않음을 생각해볼 수 있다.

실제 지난 2004년 여름 대학병원에서 뇌출혈 진단을 받고 수술 후 14개월간 입원치료를 했지만 겨우 목숨만 건졌을 뿐 전혀 호전이 없어 본원에 입원한 69세의 여자 환자가 있었다. 이 환자는 입원 당시 의식도 없고, 팔다리를 전혀 움직이지 못해 마치 돌부처 같은 모습이었다. 한방적인 중풍 치료를 적용하였으나 꼼짝 않는 팔다리는 움직일 기색이 없었다. 1개월여 정도를 허비하다가 환자가 담적이 심하다는 것을 확인하고 중풍 질환자에게는 처음으로 담적 치료를 시도하였다. 오래전부터 지독한 변비였다는 환자는 담적 치료를 적용하자마자 침대 시트가 다 덮이도록 배변을 하였고 이후 손가락, 발가락이 움직이면서 말도 중얼중얼 하기 시작했다. 2~3개월간의 재활 치료와 담적 치료를 병행한 결과 사람들을 알아보고, 손을 겨드랑이 높이까지 들어 올릴 수 있게 되었다. 이 환자는 오랜 변비로 인해 장 외벽에 쌓인 담적 독소가 뇌혈관, 뇌신경세포 그리고 팔다리의 근육과 혈관에 쌓여 있었던 것이다.

위장에 문제가 생기면 건망증과 치매까지도!

나이가 들면 자꾸 깜빡깜빡 잊어버리는 이유가 무엇일까. 나이가 들어서 오는 건망증이나 기억력 감퇴는 극히 자연스러운 일이다. 중요한 기억이 자리를 잡고 사소한 기억은 밀려나기 때문이다. 그러나 대부분의 사람들은 나이 들어 건망증이 심해지면 이러다가 치매가 오는 것이 아닐까 두려워하게 된다. 얼마 전까지 건망증과 치매는 원인이 완전히 다르므로 관계가 없다는 정설이 일반적이었는데, 최근 건망증이 심한 사람이 치매에 더 잘 걸린다는 연구들이 잇따르고 있어 심한 건망증 환자들이 불안해 하는 상황이 되었다.

그러면 건망증과 치매는 어떤 연관성이 있을까. 놀랍게도 건망증과 치매는 둘 다 위장과 연관이 있다. 위장관에서는 늘 섭취하는 별별 음식에 대해 면역 전쟁이 치러지고 있기 때문에 병리적인 면역 부산물도 많이 생긴다. 이를 병리적 면역 사이토카인이라고 하는데 과식이나 오염된 음식을 많이 먹으면 먹을수록 이런 병리적 신경매개물질인 사이토카인이 많이 생기게 된다. 이들 병리적인 사이토카인이 신경 반응을 손상시켜 뇌 기능을 저하시킨다. 그리고 담적 독소가 시냅스라고 불리는 뇌 신경세포 연접 부위에 축적되면 신경 전달이 원활하게 이루어지지 않아 뇌 기능이 저하되면서 건망증이 생기고, 축적이 지속되면 뇌 신경세포 변성이 진행돼 치매에 이르게 되는 것이다.

한의학에서는 위장에서 만들어지는 노폐물인 담음이라는 독소가 뇌 영역을 공격하는 것을 너무나 당연한 병리 현상으로 인식한다. 물론 뇌에서는 각종 생리적 방어 작업을 하지만 만약 신경 과로로 인해 뇌의 기능이 약해져 있다든가 위장에서 만들어지는 담음 독소가 지나치게 많으면 서서히 뇌는 담음 독소에 의해 오염되는 것이다. 그래서 건망증과 치매는 위장으로 인한 뇌 오염 병이라 할 수 있다.

담적 독소가 신장으로 내려가면?

신장증후군이란 심한 단백뇨의 지속적인 배설, 저알부민혈증, 고지혈증, 전신 부종 등의 4대 증상과 증후가 복합된 증후군이다. 눈으로 보아 알 수 있는 증세는 부종인데, 초기에는 눈꺼풀이 붓는 정도여서 그냥 지나치기 쉽지만 하지와 발등에 부종이 나타나서 신을 신을 수 없게 되거나 다리에 양말 자국이 나거나 바지가 작아져서 발견되기도 한다. 병세의 진행은 가지각색이어서 자연적으로 단백뇨 등의 증세가 사라지는 경우도 있지만, 혈액 중의 단백질 특히 알부민이 저하하기 때문에 감염에 대한 저항력이 약해져서 폐렴, 요로감염증, 패혈증 등을 일으켜 생명이 위험해지는 일도 있다. 다행히 신장은 오장육부 가운데 유일하게 두 개가 있어서 하나가 망가져도 다른 하나가 기능을 해줄 수 있지만, 신장은 한 번 손상되면 회복이 어려운 장기이다. 따라서 신장증후군뿐만 아니라 기능이 떨어진 신장에 대한 강화가 필요한데, 담적 치료를 통해서 신장을 강화시킬 수 있다.

우리 몸의 노폐물을 걸러주는 역할을 하는 신장이 제 기능을 발휘하기 위해서는 수분 대사가 잘 이뤄져야 하는데, 신장은 수분 대사 과정에 하류에 속한다. 상류는 위장관이다. 음식의 대부분이 수분이기 때문에 음식을 먹는다는 것은 수분을 섭취하는 것과 다름 아니고, 음식이 제일 먼저 들어오는 곳이 바로 위장관이기 때문에 수분 대사가 가장 먼저, 그리고 대량적으로 진행되는 곳이 바로 위장인 것이다. 만약 위장에서 수분 대사가 제대로 이루어지지 않아 오염된 수분이 내려가면 신장이 서서히 오염되면서 손상되기 시작하는 것이다.

원인 모르는 관절염, 담적의 피가 관절에 흐른다

류머티스성 관절염은 우리 몸의 면역세포가 자기 몸의 세포를 이물질로 오인해 파괴하는 자가면역 질환으로 유병률은 인구의 1% 선이다. 주로 양쪽 팔다리 관절을 공격해 만성 관절염을 초래하지만 병을 방치하면 2년 후 환자의 70%는 손발 관절에 변형이 일어나며, 20년 후면 60% 이상에서 활동성이 떨어져 기본적인 자기 관리만 가능하거나 모든 활동에 도움이 필요한 단계에 이른다. 이로 인해 류머티스 관절염 환자 10명 가운데 7명꼴로 제때에 치료를 받지 못해 다니던 직장을 그만뒀다는 조사결과도 있다.

또 병이 오래되면 각종 감염병, 심혈관 질환, 림프종 등 합병증 발생률도 증가해 평균 수명이 7~10년 정도 줄어든다. 하지만 대부분의 자가면역 질환이 그렇듯이 류머티스 관절염의 경우도 발병 원인이 다 밝혀지지 않았으며, 병을 완치시키는 치료제나 예방법은 없다. 특히 강직성 척추염이나 전신성 홍반성 낭창 같은 류머티즘 유사 질환이나 통풍, 건염. 건막염, 점액낭염, 혈우병성 관절염 등과 같은 관절염은 원인 규명이 거의 이루어지지 않고 있다.

한의학에서는 대부분의 관절염을 내과적 질환으로 인식하고 있다. 전신 관절에 공급되는 혈액이 탁해지면 탁하고 점도가 높은 혈액이 관절에 축적되어 관절 자체 내에서 세균이나 바이러스 등이 증식하거나 오염된 혈액에 의해 관절액이 손상된다는 것이다. 그래서 치료도 습열이나 한습 정화, 어혈 제거, 혈액 순환 촉진 등에 맞춰져 있다. 혈액이 오염되고 탁해지는 이유는 한의학적으로 여러 원인을 제시하고 있으나 역시 위장관에서 형성된 담적 독소가 중요한 요인이다. 미들 존의 독소물질은 위장관 외벽에 분포되어 있는 혈관과 림프기관을 통해 전신으로 보내지는데 관절에도 역시 탁하고 더러운 혈액이 공급됨으로써 관절 내 다양한 자가면역 반응과 관절 손상이 진행되는 것이다. 실제로 다발성 전신 관절 환자에게 담적 독소를 제거하는 요법을 적용한 결과 관절이 빨갛게 붓고 염증이 진행되는 현상이 더 이상 악화되지 않는 것을 볼 수 있었다. 따라서 담적 독소를 제거하면서 오염되지 않은 음식 섭취와 절제된 식이요법과 함께 관절을 치료하는 전문적인 약을 적용하면 난치성 관절 질환도 근본적으로 개선할 수 있는 길이 열릴 수 있을 것으로 기대된다.

죽음을 부르는 우울증

최근 유명 연예인들이 우울증으로 자살하는 일이 자주 발생되면서 우울증이 큰 사회적 이슈로 떠오르고 있다. WHO 세계보건기구는 2020년에는 우울증이 인류를 괴롭힐 세계 2위의 질병이 될 것이라고 전망했다. 우리나라는 320만 명이 우울증에 시달리고 있고, 45분마다 한 명씩 자살로 목숨을 잃는다고 한다. 특히 다른 나라보다 전염병같이 폭증하고 있다고 하는데 왜 이렇게 갑작스레 우울증이 증가하는지, 그리고 치료의 길은 없는지 알아보자.

자살을 부르는 우울증의 심각성에도 불구하고 대부분 우울증을 단순히 마음의 감기 정도로만 인식해서 의지만 강하면 극복할 수 있는 정신 문제로 생각하고 있다. 그래서 치료도 신경정신과적 치료 위주 경향이다. 하지만 우울증은 감정이나 마음만의 문제가 아닌 심각한 육체적 질환에 뿌리를 두고 있다. 실제로 자살 시도 경험 환자 얘기를 들어보면, 자기 의지와는 전혀 관계없이 자살을 시도하고 있는 자신을 발견하게 된다고 말하는데, 이는 감정과 의지로 제어가 안 되는 신경계든 호르몬계 등 배경에 육체의 문제가 자살을 이끌고 있음을 의미하는 것이다.

우울증과 직결되는 호르몬이 있다. 너무나 유명한 세로토닌이라는 호르몬이다. 세로토닌 분비가 잘되면 자기감정과 관계없이 즐겁고 행복감을 느끼게 되고, 세로토닌 분비가 안 되면 스트레스도 없는데 괜히 슬퍼지거나 매사에 짜증나면서 우울해진다. 이 말은 육체에서 분비되는 호르몬이 마음과 감정 상태를 결정한다는 것을 의미한다.

육체의 문제가 우울증을 유발한다는 것은 매우 흥미로운 사실이다. 임상에서 스트레스도 없는데 괜히 우울해지거나 아무리 정신치료를 해도 잘 치유되지 않고 재발되는 경우가 다발하는 것은 이 때문이다. 그러면 세로토닌 호르몬 분비를 감소시키는 육체적 문제는 무엇인가.

제 2의 뇌로 불리는 위장관의 미들 존(위장 외벽 공간)에는 척수보다 많은 신경세포들이 존재하고, 그동안 뇌 전유물로 알려졌던 수많은 신경 전달물질이 분비되는 곳으로 최근 밝혀지고 있다. 특히 우울증을 예방하는 세로토닌의 90%가 이곳, 위장에서 분비된다. 그래서 세로토닌 분비 이상의 가장 큰 원인은 위장 환경이 독소로 변화되어 미들 존의 신경시스템이 손상되기 때문이다. 임상에서 우울증 환자들이 대부분 위장 문제와 스트레스성 폭식과 같은 불규칙한 식습관을 가지고 있고, 실제 위장 독소를 제거하는 치료로 몸이 가벼워지면서 우울증이 해소되는 것은 우울증이 위장의 독성 상태와 직결됨을 반증하는 것이다. 이와 같이 우울증이 정신적 인자만이 아닌 잘못된 식습관과 식탁 오염으로 인한 위장관 독성 환경 때문에 세로토닌 분비가 감소되어 발생한다는 사실은 우울증 치료에 새로운 지평을 열 것으로 기대된다.

알코올 중독과 담적병

우리나라의 술 문제가 어제 오늘의 일은 아니지만 그 심각성이 도를 넘어서고 있다. 지나친 음주로 인한 조기 사망과 생산성 감소 등 사회

경제적 비용이 연간 20조 원을 웃도는 것으로 나타났다. 신도시 하나를 만드는 것과 맞먹는 규모요, 우리나라 1년 국방 예산과 맞먹는 수치라고 한다. '신은 물을 만들고 인간은 술을 만들었다'는 빅토르 위고의 말처럼 술은 인간의 삶과 함께 해왔다. 그러나 문제는 알코올중독이다. 적당한 술은 대인관계를 부드럽게 해주고 기분도 좋아지게 하지만 지나치면 인간이 술을 마시는 게 아니라 술이 술을 마시는 형국이 되는 것이다.

일반 음식은 소화와 발효 과정을 거쳐 우리 몸에 필요한 물질로 변화된 후 세포로 흡수되는 긴 과정을 밟기 때문에 포만감이 생겨 많이 먹지 못하지만, 술은 아예 발효된 상태로 섭취하기 때문에 세포 내로의 흡수가 빨리 위와 장에서 미처 포만감을 느끼지 못하기 때문에 아무리 취해도 계속 마시게 돼 중독에 이르는 길이 쉽다.

중독이 되는 과정을 의학적 소견을 가지고 살펴보면 다음과 같다.

알코올 중독 초기는 간에 지방이 과도하게 축적되는 것으로부터 시작된다. 중기로 가면 간세포가 과잉 알코올을 처리하는 과정에서 산소 소비 증가로 인한 간장 내 산소 부족으로 간세포가 손상되거나 괴사되기 시작하는데, 이때부터 간장 파괴는 빠르게 진행된다.

특히 간세포와 영양분 공급 혈관인 문맥 사이에는 간장을 지탱하는 얇은 결체조직이 잘 발달되어 있는데, 이 결체조직에 문맥혈관에 함유되어 있던 과량의 술과 함께 해독되지 못한 담적 독소들이 흘러들어가기 시작한다. 흘러들어온 술 성분과 담적 독소들에 의해 결체조직은 굳으면서 증식하여 간 전체가 섬유화 변성으로 퍼지는데, 이것이 간경변증인 것이다. 그래서 담적이 심한 사람이 술을 많이 먹게 되면 간장 세포가 잘 굳게 되어 간경변증으로의 진행이 쉽게 이루어진다.

그런데 중요한 것은 술과 독소들에 의해 섬유화로 변성된 결체조직과 주위의 신경조직들은 술과 독소로 변성되어 계속 술을 찾게 되고, 심지어는 술을 공급 받기 위해 뇌에다 거짓 정보를 보내 술에 대한 비정상적 정신 반응을 이끌어간다.

술에 의해 중추신경까지 조정당하는 상황이 되면, 이제는 술이 몸의 주인 행세를 하게 되는데, 이와 같이 알코올 독이 주인 행세를 하면서 몸을 알코올에 맞춰 조정하게 됨으로써 알코올중독이 되는 것이다.

아직까지 알코올중독에 대한 의학적 치료는 정신 상담과 수액과 비타민 공급, 신경안정제 정도에 머물고 있는데, 치료율이 매우 낮고 본질적 치료가 되지 않고 있는 상태다. 알코올중독자의 진정한 치료는 위에서 설명한 바와 같이 간장 결체조직과 신경계에 형성된 알코올과 담적 독소를 제거하는 것으로부터 시작된다고 할 수 있다. 이곳에 축적된 술독과 담적 독을 제거하게 되면 그동안 술에 의존하던 신경세포들이 정상화되면서 자연히 술을 덜 찾게 되고, 섬유화된 결체조직도 풀어져서 심한 말기 상태만 아니라면 어느 정도 정상 간으로의 회복도 가능해지는 것이다.

실제 임상에서 심한 알코올중독으로 간경변증에 이른 환자들에게 결체조직에 축적되어 있는 독소들을 제거하는 담적 프로그램과 헤파큐어를 투여한 결과 대부분의 환자들이 술 생각이 나지 않는다고 하였고, 간 기능 검사에서도 정상적인 수치를 보였으며, 몇몇 환자는 다시 직장으로 복귀하는 치료 성과를 볼 수 있었다.

심각한 음식 중독, 스트레스성 폭식

중독 병은 비단 술에만 국한되는 것은 아니다. 음식 중독 현상도 거의 유사한 양상이라 할 수 있다. 스트레스를 받으면 음식을 전혀 먹지 못하는 사람이 있는가 하면 스트레스를 받으면 정신없이 먹는 사람이 있다. 후자의 경우는 자기도 모르는 사이에 스트레스로 인하여 식욕을 억제하는 기능을 잃어버린 경우인데, 이런 습관이 쌓이면 스트레스가 없는 상황에서도 폭식과 과식을 하는 식습관을 갖게 된다. 알코올중독 환자가 심각성을 인식하고 술을 끊어보려고 하지만 자신도 모르게 술에 손이 가듯이, 폭식과 과식에 길들여진 몸이 의지와 상관없이 음식을 찾게 되는 것이다. 이로 인해 폭식과 과식을 끊을 수 없는 음식 중독 환자들은 만성 소화불량뿐만 아니라 비만병으로 고혈압, 당뇨 같은 성인병이 생길 위험도 높아진다.

건강을 위해서 반드시 고쳐야 할 폭식과 과식 또한 담적 치료로 해결할 수 있다. 폭식과 과식이 담적병으로 이행되는 원리는 다음과 같다. 폭식과 지나친 과식의 지속적인 습관은 위장 점막의 치밀 결합 손상을 만성화시켜 미들 존 손상을 가져오며, 과잉 섭취한 음식의 노폐물들이 미들 존으로 대량 유입되면 미들존의 내장신경계가 음식 독소로 변성되어 자꾸 음식을 찾게 되고 이러한 거짓 정보들은 뇌의 중추신경계에까지 영향을 줘서 먹지 않으면 못 견디게 되는 음식 중독 현상으로 진행되는 것이다. 스트레스성 폭식 현상과 먹지 않으면 못 견뎌 쉬지 않고 먹어대는 그런 사람들은 바로 알코올중독자와 같이 중독의 물질만 다를 뿐 내장신경계와 중추신경계가 변성되어 비롯되는 음식 중독의 결과인 것이다.

자폐증의 원인도 담적일 수 있다

미국에서는 이유를 알 수 없는 가운데 자폐아가 점점 늘어나 그 발생률이 150명 중 한 명꼴에 이르고 있다. 국내에서도 영화 〈말아톤〉으로 일반인들에게 널리 알려진 자폐증은 자신만의 세계에 갇혀 타인과 소통하지 못하는 장애로 인해 정상적인 사회 활동이 어렵고, 누군가의 보호가 필요해서 가족 모두를 힘들게 하는 질환이다. 하지만 자폐증이 왜 생기는지는 아직까지 정확하게 밝혀지지 않고 있다. 다만 뇌신경의 감각 관련 부위가 손상되어 생기는 것이라는 정도만 밝혀졌을 뿐인데, 자폐증도 위장관과 연관이 있음을 제시하고 싶다.

위장관의 점막 상피 손상이나 면역 이상으로 발생된 장내 세균에 의해 생성되는 엑솔핀에는 글리아도 모르핀과 카소 모르핀이 있다. 이들은 흡수되지 않고 배설되는데 이들이 장을 통해 인체 내부로 흡수되면 중추신경계로 들어가 사람의 기분을 좋게 만들어주는 엔도르핀 생성을 간섭하게 된다. 이것은 아직 가설에 불과하지만 장의 이상이 뇌의 이상을 초래할 수 있다는 가능성을 보여주는 근거가 된다. 임상에서는 자폐아의 절반이 무른 변과 잦은 설사와 같은 장 증상을 호소하는 것으로 알려져 있는데 이것으로 장 때문에 자폐증이 생겼다고 단언할 수는 없지만 어떤 관련이 있다는 것을 짐작할 수 있는 현상이다. 장에서 생성된 각종 신경 손상 물질들은 인체 내부로 흡수되어 뇌에 침착되면서 정신 기능에 지장을 초래하게 된다. 정확한 기전은 연구가 더 필요하지만 위장관의 상태는 자폐증의 임상적인 상태와 어떤 관계가 있는 것이 분명하며, 자폐증과 관련한 뇌신경 부위가 손상되기 전에 위장관의 어떤 요인을 조절하면 자폐증의 진행을 어느 정도 막을 수 있을 것으로 기대된다.

희귀 난치 질환, 베체트병의 원흉이 담적 독소

베체트병은 전신적인 다발성 만성 염증 질환으로서, 재발성 피부 궤양, 구강 궤양, 외음부 궤양, 소화기계 궤양, 각막염, 결막염, 포도막염 등의 안질환, 전신 관절염 등의 증상을 나타내고, 심한 경우 실명과 뇌 장애까지 일으킬 수 있는 희귀 난치성 질환이다. 국내에서는 1961년에 첫 베체트병 환자가 보고되었고, 1980년대 이후 환자 수가 매년 증가하고 있는 추세이다. 베체트병이 왜 생기는지에 대해서는 바이러스에 의한 발병설, 살충제나 중금속 중독설, 유전적 관련설, 면역 장애설 등이 제시되고 있는데, 그 가운데 면역학적 이상에 의한 자가면역설이 가장 유력한 원인으로 학계는 보고 있다.

자가면역 질환이란 자기 몸에서 만들어진 물질에 대해 거부하는 면역 반응이 일어나 그 과정에서 염증이나 궤양을 형성하는 것을 말하는 것으로서, 자기 몸 안에서 자기를 해치는 바이러스나 독소 같은 항원성 물질이 만들어지는 것이다. 이러한 현상의 이유는 몸의 환경이 여러 원인으로 오염되면서 많은 유해물질이 자연스럽게 생성되어 이러한 유해물질이 항원(抗原) 역할을 하는 것으로 보인다. 몸이 오염되는 이유는 최근 부쩍 증가하는 오염 음식, 환경오염, 수질 오염, 중금속, 농약, 살충제, 유해 식품첨가제, 방부제, 표백제, 각종 약물 독성 등과 관계가 있다. 그래서 베체트병의 가장 이상적인 치료는 몸의 환경을 개선하여 자가면역 반응의 원흉인 항원성 물질이 만들어지지 않도록 하는 데 있다. 몸의 독성 환경 개선은 역시 담적 독소를 제거하는 것으로부터 시작된다. 담적을 제거하여 몸의 독소 환경을 정화하게 되면 항원성 물질이 만들어지지 않아 자가면역 반응이 애초에 진행되지 않게 될 것이기 때문이다.

담적만 제거한다고 해서 베체트병이 해결되는 것은 아니다. 한의학에서는 베체트병의 가장 강력한 유발 요인으로 간화(肝火)나 간장 습열(濕熱)을 제시하고 있다. 스트레스나 과로, 알코올, 화학적 간 독소 등에 의해 유발되는 이러한 간장의 환경은 전반적인 몸의 면역 반응을 과잉적으로 유도한다. 과잉된 면역은 조금이라도 유해한 인자라고 인식되면 관용면역이 아니라 공격적인 면역전쟁을 일으켜서 몸 여기저기서 염증이나 궤양, 조직 손상 등을 일으키는 것이다. 결국 베체트병은 담적이라는 독소 환경을 바탕으로 간장의 화가 맞물려 만들어내는 질환이라고 생각할 수 있다.

실제 임상에서 구강 궤양, 성기 궤양, 다발성 관절염 등이 나타나는 베체트병을 앓고 있던 45세 남자 환자에게 담적 치료와 간화 억제 요법을 병행한 결과, 구강 궤양도 없어지고, 안구 통증과 성기 궤양이 줄어들었고, 관절염이 심해서 하루에 6알씩 먹던 관절약을 끊어도 될 정도로 증상이 많이 호전됐다.

베체트병의 치료는 그동안 여러 가지 방법들이 시도되어 왔으나 아직까지 만족할 만한 치료제가 개발되지는 못한 상태이다. 그동안 치료제로 시도되어 온 약제들이 주로 면역억제제와 같은 강한 성분이어서 현상 치료만 할 뿐 몸에 나쁜 영향을 주는 부작용을 지니고 있기 때문에 장기간 사용에 어려움이 있다. 더 세밀히 연구할 필요가 있지만 이와 같이 독소 환경 개선 요법인 담적 치료와 과잉 면역 반응을 조절하는 간화 억제 요법의 병행 치료는 향후 베체트병의 새로운 치료 모델이 될 것으로 기대된다.

담적으로 피부가 오염된다, 아토피

'아토피 비관해 자살'

'아토피를 앓는 자녀 때문에 이민 결심'

일반인들은 아토피 때문에 자살을 하고 이민을 간다는 신문기사에 고개를 갸우뚱할 테지만 아토피로 인한 고통은 상상을 초월한다. 아토피의 어원은 그리스어로 '이상한, 기묘한, 낯선'이라는 뜻으로 해석되는데, 어원만큼이나 치료가 어려운 난치 질환으로 치료가 쉽지 않다. 그러다 보니 여러 병원을 전전하게 되고 또 검증되지 않은 치료법에 매달리다 더욱 악화되는 사례도 흔히 보게 된다. 아토피가 왜 생기는지에 대해서는 먼지, 오염된 환경, 인스턴트식품 등 현대에 와서 등장한 문제들에 의해 발생된다는 것만 알 뿐 정확한 원인을 뚜렷이 알 수 없다. 그러나 아토피도 적절한 약물치료와 함께 담적을 치료하면 얼마든지 극복이 가능하다. 피부로 땀이나 노폐물이 배출되듯이 피부도 배설기관에 해당되기 때문에 체내의 독소들이 끊임없이 공급되는데, 이러한 독소들을 피부가 제대로 처리하지 못하면 독소 축적으로 인해 피부 변성이 시작된다. 피부 변성은 담적 독소가 많을수록 더 심화된다. 담적 독소는 피부내의 혈액 순환을 방해하고 피부를 부드럽게 하는 점액을 감소시키거나 오염시키며, 피부의 면역 기능도 과민하게 함으로써 심한 가려움증, 피부 내 세균 증식, 피부 건조, 검어지거나 각질화 등의 문제를 유발하는 것이다. 이와 같이 피부의 심각한 만성적인 문제는 위와 장으로부터 파급되는 독소나 오염물질에 기인한 것이기 때문에 피부만의 치료 접근보다는 피부 오염의 근원을 해결하는 것이 훨씬 중요하다.

실제 참을 수 없을 정도의 가려움증과 오랜 스테로이드 요법으로 전신이 검고 거친 각질 피부를 가지고 내원한 41세 남자가 있었다. 평소 거의 쉴 시간이 없을 정도의 과중한 업무에 시달린다는 그는 주로 패스트푸드와 인스턴트식품 위주의 식사와 폭식과 급하게 먹는 식습관에 젖어 있었다. 10여 년 전 아토피 피부가 나타나기 시작했다는데, 검사결과 이미 중증의 담적 상태였고 단식 요법과 함께 전신에 퍼진 담적 독소를 제거하는 치료를 적용하였다. 수개월간의 담적 치료로 그는 얼굴도 깨끗해지고 짓물렀던 등과 손도 깨끗해지면서 거의 정상적인 피부 상태를 유지하게 되었다. 현재 그는 식습관 개선을 철저히 한다고 하면서 피부는 물론 몸도 가뿐해졌다는 소식을 전해 왔다.

이 외에도 담적 독소는 우리 몸 전신으로 파급되어 많은 증상과 질병을 유발하게 되는데 구취, 어깨 통증, 담 결림, 자궁근종이나 만성 자궁염증, 잦은 방광염, 전립선 비대, 갑상선 결절, 갑상선 기능 저하 등의 질환이 담적병과 관련이 있다. 특히 아직 정확한 기전을 제시하지는 못하지만 위암이나 대장암, 식도암과 같은 위장관 계통의 암, 그리고 자궁암, 유방암, 갑상선 암, 췌장암도 담적의 독소가 암 발생을 부추기는 가중인자로 작용하는 것으로 보인다.

이상과 같이 우리가 흔히 앓고 있는 많은 질환들이 다른 특별한 원인에 의해서가 아니라 우리가 평소 아무 의식 없이 취해온 먹는 일로부터 발생된다는 사실을 알게 되었다. 많은 병이 우리 식탁에서 만들어지고 있다는 것인데 너무 단순해서 무시할 수 있지만 미들 존과 담적병의 발견으로 식생활이 이제 더 이상 간과해서는 안 되는 병의 주요 원인이 되었다. 특히 다른 나라에 비해 먹는 속도가 평균 3배나 빨라 우리나라가 담적병 발생 취약 국가이기 때문에 무엇보다 식습관에 대한 경계를 게을리 하면 안 된다고 생각한다. 만약 우리나라 국민들이 천천히, 꼭꼭 씹어 먹는 식습관만이라도 지킨다면 최근 우리를 괴롭히는, 그런데 치료가 안 돼 고통 속에 있는 만성, 악성, 난치성 질환들이 지금보다 훨씬 줄어들 수 있으리라 생각된다.

06

담적병의 진단과 치료

이제 그동안 점막 이상을 해결하는 치료법으로부터 위장 내에 변성된 환경이나 병리 상태를 정확히 파악하여 이를 개선하는 치료에 보다 초점을 맞춰야 한다. 예를 든다면 위장 내 오염 환경을 개선하고, 굳어진 근육도 풀어야 하며, 면역계와 신경계에 낀 독소물질도 제거하고, 혈관이 막히거나 좁아진 상태도 소통시키는 등 그동안 위장 치료 방법하고는 사뭇 다른 방법으로 접근해야 하는 것이다.

담적병의 자가 진단

담적병 자가 진단 체크 리스트

- 명치끝이 답답하고 역류가 잘 된다. ☐
- 잘 체한다. ☐
- 메스껍다 ☐
- 가스가 잘 차고 항상 속이 더부룩하다. ☐
- 대변을 봐도 시원하지 않다. ☐
- 머리가 자주 아프다. ☐
- 어지럽다. ☐
- 눈이 침침하고 다크서클이 있다. ☐
- 눈 주위가 뻑뻑하고 통증이 있다. ☐
- 건망증이 심해진다. ☐
- 얼굴색이 누렇고 검어지거나 기미가 낀다. ☐
- 뒷목이 뻣뻣하다. ☐
- 어깨에 담이 결린다. ☐
- 항상 피곤하다. ☐
- 구취(입 냄새)가 심하다. ☐
- 여성의 경우 냉, 염증 등이 자주 발생한다. ☐

각 항목 당 1점씩 계산

10점 이상	매우 심한 상태
5~9점	심한 상태
4점 이하	심하지 않은 상태

담적병 진단을 위한 검사법

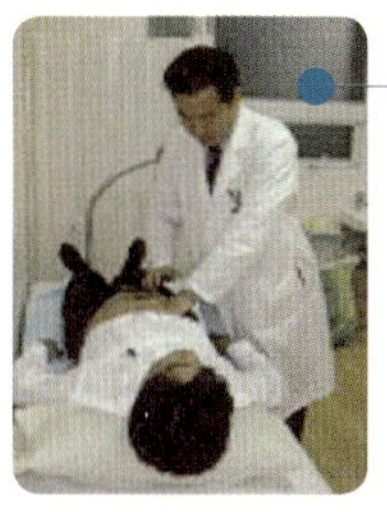

복부 진단
위장 외벽의 단단한 덩어리와 경도를 12단계로 구분하여 그 정도를 평가.

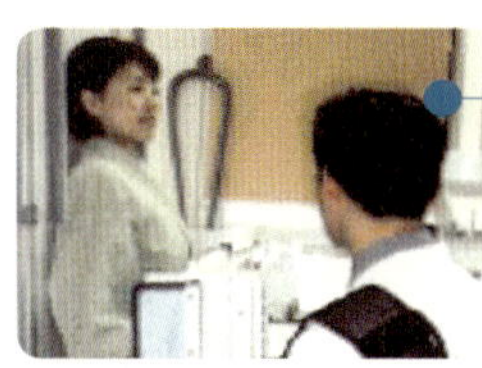

복부 X선 촬영
대변과 가스의 상태와 위치 확인.

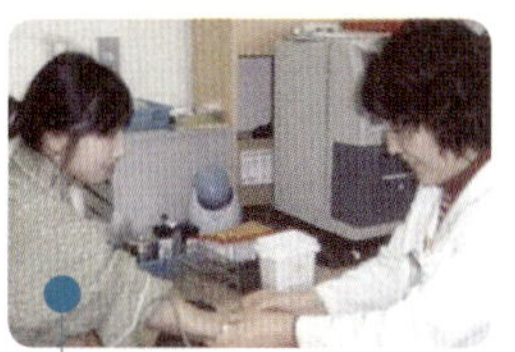

혈액 검사(필요 시)
간장 기능 등 질병의 문제를 확인해야 하는 경우 실시.

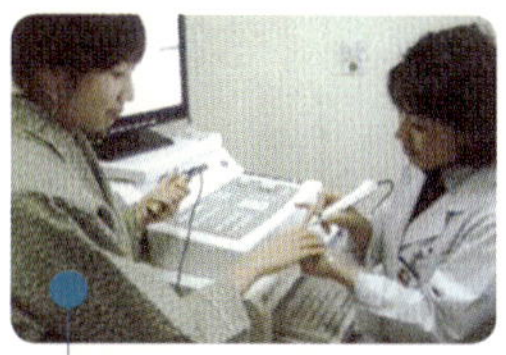

경락공능 검사
위와 장의 기능 상태와 독소가 어느 정도 쌓여 있는지 파악.

담적 설문지 작성 담적병에 맞춰 고안된 설무지를 작성하여 담적병의 성질을 규명함.

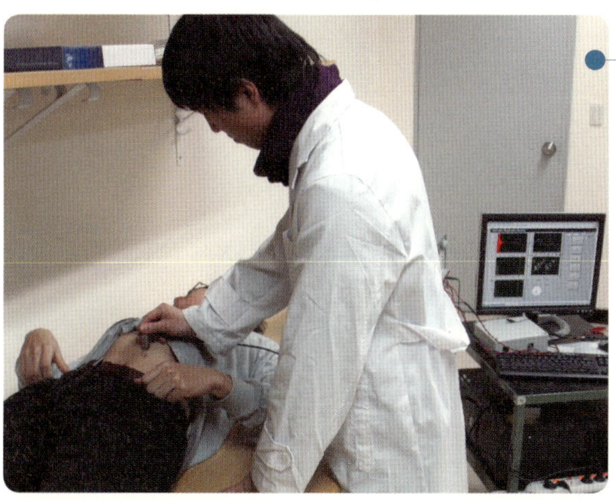

담적 진단기기
초음파를 이용하여 위장 외벽의 굳기정도를 측정한다.

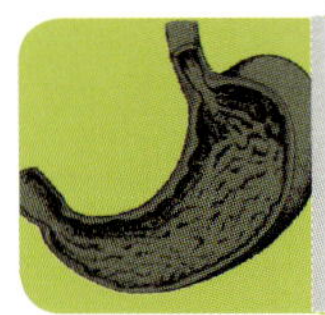

담적병의 치료

이제 신경성, 과민성이라는 말은 가라

미들 존 그리고 담적병의 발견으로 그동안 원인을 알 수 없었던 신경성, 과민성 위장병에 대한 치료의 길이 열렸다. 뿐만 아니라 단순하게 위장 외벽의 문제로만 생각했던 담적병이 수많은 전신 질환의 원인으로 자리한다는 새로운 사실도 알게 되었다. 자연히 위장의 병변을 다루는 치료 자세가 달라질 수밖에 없다. 이제 염증을 없애고 궤양을 덮는 차원에서 더 나아가 위장을 구성하는 모든 기관에서의 문제점들을 면밀히 살펴 개선하려는 자세가 필요하다. 이러한 치료는 위장의 현상적 문제만을 대상으로 하지 않고 매우 광범위한 위장 영역을 다루기 때문에 근본적 해결의 장이 열릴 것이다. 예를 든다면 염증이나 궤양과 같은 점막 문제를 치료할 때에도, 이에 국한하지 않고 이러한 문제를 유발한 배경인 미들 존 기관들의 변성 문제를 병행함으로써 위장병이 재발하거나 만성화 내지는 악성화 되는 과정을 막는 보다 본질적인 치료가 되는 것이다.

한의학에서의 미들 존 치료의 주된 핵심은 위장 내의 환경을 자연의 흙이나 늪과 같은 조건에서 이루어지는 현상과 유사하다는 자연논리에서 시작된다.

예를 든다면 비위습열(脾胃濕熱)이라는 한의학적인 위장병명이 있는데, 이 병은 과식, 과도한 음주 등의 원인으로 소화가 안 되고, 구역감과 함께 두통, 어지럼증, 소변이 진해지면서 몸이 무거운 증상이 나타나는 병이다. 습열은 눅눅하고 후덥지근한 기운, 즉 장마철 뒤에 환기가 안 되어 곰팡이도 잘 끼고 세균도 증식하는 그런 상태인데 이러한 자연적 습열 환경이 과식과 알코올 섭취에 의해 형성될 수 있다는 것이다. 습열 환경이 되면 위장 내에는 많은 세균 증식과 함께 면역 시스템 변성, 각종 병리적 사이토카인 발생과 같은 병리적 문제가 발생되어 염증과 궤양, 또는 각종 기능적 위장 증상을 만들어내는 것이다. 이러한 논리를 바탕으로 미들 존 손상을 개선하는 치료가 이루어지는데 이것이 담적병 치료의 근간이 된다.

이와 같이 미들 존에 대한 서양의 기초의학 내용과 한의학의 위장 병리 개념과의 접목을 통해 얻게 된 새로운 위장 질환 치료법들은 대단히 중요한 의학적 개가라 할 수 있다.

이제 그동안 점막 이상을 해결하는 치료법으로부터 위장 내에 변성된 환경이나 병리 상태를 정확히 파악하여 이를 개선하는 치료에 보다 초점을 맞춰야 한다. 예를 든다면 위장 내 오염 환경을 개선하고, 굳어진 근육도 풀어야 하며, 면역계와 신경계에 낀 독소물질도 제거하고, 혈관이 막히거나 좁아진 상태도 소통시키는 등 그동안 위장 치료 방법하고는 사뭇 다른 방법으로 접근해야 하는 것이다.

치료법 개발 초기에는 담적을 제거하기 위해 소화효소제, 소도지제, 담적을 없애는 소적지제, 금식, 장 청소 등 다양한 처방과 자연요법을 적용하였다. 그러나 대부분 실효를 거두지 못했다. 증상은 좋아지는데 굳어진 조직이 부드러워지지 않아 치료 중단 후에 다시 재발되는 현상이 나타난 것이다. 이런 시행착오를 통해 우리는 결국 담적병의 실체는 한의학에서 말하는 적취나 식적 개념보다 더 복잡하고 다양한 병리 변화를 지니고 있는 것으로 생각하게 되었다. 그래서 굳어진 조직 덩어리를 깨트리는 식의 파적이나 소적 같은 치료 방식을 지양하고, 다음과 같은 점막 외벽 조직에서 발생할 수 있는 문제 유형을 일일이 세워 이를 한의학적으로 해석한 다음, 이들 모두를 고려한 담적병 처방을 개발함으로써 외벽의 경변 현상을 풀게 되었다.

불가능에 도전하는 위장 경화 치료

1. 담적 치료를 통한 혈당 조절의 원리

- 두미생물, 세균, 음식 노폐물 등으로 오염된 위장 환경을 개선한다.
- 병리적 사이토카인 개선을 통한 면역 반응을 정상화한다.
- 혈액 순환을 촉진하여 모든 병리적 환경의 회복을 촉진한다.
- 경직된 위장의 평활근을 풀어줘 위장의 운동을 활성화한다.
- 진액 공급을 통해 점막 기능을 강화하고, 굳어진 조직을 부드럽게 한다.
- 위와 대장의 담적은 냉적임을 감안하여 뜨거운 성질의 약으로 풀어내고, 소

장의 담적은 열적임을 감안하여 찬 성질의 약으로 풀어낸다.

• 심한 궤양과 염증과 같은 점막병의 경우 양방 처방을 적용한다.

• 경화된 조직을 부드럽게 하고 덩어리진 조직을 녹여내기 위해 고주파 치료와 초음파 치료와 같은 물리적 치료를 적용한다.

2. 담적병 치료법

위장 외벽을 치료하는 담적 치료는 분명히 새로운 의학적 도전이다. 개발하면서도 많은 시행착오가 있었듯이 담적 치료는 그리 쉬운 치료는 아니다. 일단 굳어진 조직이 다시 부드러운 조직으로 회복되는 것은 의학적으로 거의 불가능한 일이기 때문이다. 그러나 미들 존의 변성 상태를 동서 의학적으로 접목하여 고안된 담적 약의 개발과 굳어진 조직을 녹여내는 물리적 기계 개발로 비로소 치료의 길이 열리기 시작했는데, 심한 담적 환자나 담적으로 인해 전신 질환이 병발된 경우에는 전신으로 파급된 담적 독소 제거를 극대화하기 위해 대체의학 분야에서 인정받은 항목을 보완하여 다음과 같은 종합적인 프로그램을 구축하였다.

1) 한약

연구진이 개발한 담적병 치료제는 담적방 1, 2, 3이 있으며, 허한형·실열형·음허형 등 환자의 체질과 담적의 성질에 따라서 각각에 맞는 약을 쓰게 되는데, 위장 외벽 치료제로는 세계 최초의 약이 될 것으로 생각된다. 담적약은 위장 외벽으로 투입되어 미들 존에 존재하고 있는 림프나 혈관, 효소, 호르몬, 근육 등과 같은 기관들이 음식 노폐물이나 독소로 변성된 상황을 개선한다. 허한형(虛寒型)의 경우는 위장이 선천적으로 차거나 주로 위와 대장 부위에 담적이 있을 때 사용한다. 실열형

(實熱型)은 소장 부위에 담적이 있거나 대장에 열성 변비가 있을 때 주로 적용한다. 그리고 음허형(陰虛型)은 대개 심장이 약하여 위장에 혈액 공급을 제대로 하지 못해 위장 자체의 진액이 부족하여 담적이 돌과 같이 딱딱하게 굳어져 있을 때 적용한다.

최근 '담적약의 무독성화와 복용의 간편화' 그리고 '치료 효과의 극대화'라는 목표가 건국대학교 생명공학연구소, 제약회사 파비스와의 공동 연구를 통해 이루어졌다. 2009년 4월경 이러한 연구 노력의 결실이 위장병으로 고생하는 많은 사람들에게 혜택으로 돌아갈 수 있으리라 생각된다.

2) 양약

담적약은 소화제가 아니다. 위장 외벽이 굳어지고 미들 존에 형성된 각종 변성 상태를 개선하기 위해 고안된 위장 외벽 치료제이다. 그래서

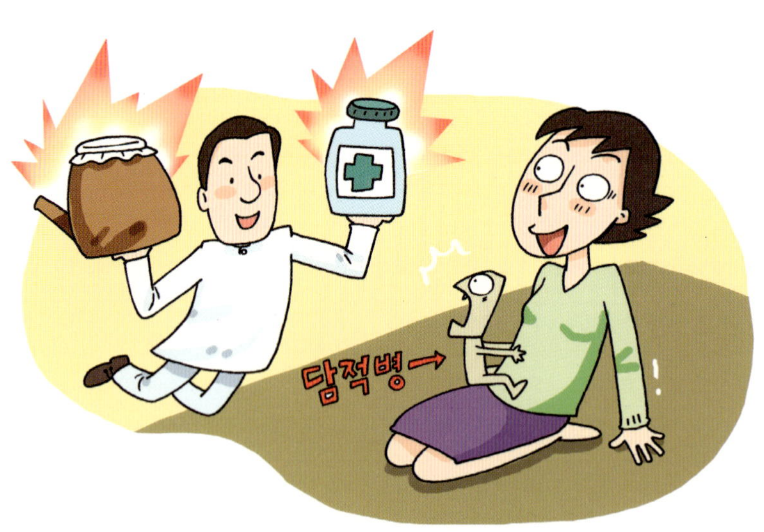

위장 점막의 문제가 심한 경우에는 양방의 치료제로 도움을 받는 것이 더 효과적이다. 점막 문제는 양약이, 외벽 문제는 한약이 치료함으로써 위장의 안과 밖 모두를 치료하는 셈이기 때문에 근본적인 위장 질환 치료에 좋은 방법이 될 수 있다.

3) 굳어진 위장을 녹이는 고주파 치료와 초음파 치료

고주파 치료

스페인의 물리학자 호세 칼벳에 의해 개발된 기기로써 인디바라고도 하며, 전기치료의 기전을 새로운 방법으로 응용하여 CET(용량성 전류 통전법)와 RET(전류저항 이동법)라는 특수 에너지를 만들어 체내에 투과하는 기기이다. 수술 후의 재활훈련, 동통의 완화, 비만증, 셀룰라이트, 탈모, 기초대사의 촉진, 위장관의 자율신경활성, 호르몬밸런스의 조정, 위장 평활근내 독소의 융해작용, 소화기계(위장(대장+간장)) 체세포의 활성화 등 웰빙(WELL-BEING)개념의 최첨단 기기로서 메디컬 분야에서 활용되고 있다. 특히 최근 위장관을 비롯하여 몸 근육 층의 운동성을 회복하는데 좋은 효과가 있다.

초음파 치료

담적의 굳어진 조직을 녹이기 위해 하나한방병원과 연세대학교 의공학연구소가 합작하여 2008년 12월에 초음파치료기기를 개발하였다. 초음파 프로브를 통하여 위장관 근육의 심부조직까지 열 발생과 미세한 진동 마사지를 일으킴으로써 혈액순환 촉진과 세포의 흡수력 및 투과력을 증진시켜 위장 미들 존에 만성적으로 축적된 담적 독소를 녹인다. 보통의 초음파 치료기는 5cm정도의 투과력으로 골격근 치료를 위하여 사용되나 담적 독소 융해 초음파 치료기는 13cm까지 투과가 가능하여 굳어진 복부지방조직과 복부근육조직을 투과하여 위장관 근육의 심부조직까지 도달하여 심부의 담적 독소를 융해시킬 수 있다.

4) 약침 요법

한의학의 경락학설과 한약 이론인 본초학을 접목하여 침놓는 부위인 경혈에 순수 한약재의 엑기스를 추출해 주입함으로써 병을 치료하는 방법이다. 담적 약침 요법은 복부의 경혈을 통해 위와 장 외벽으로 담적 약침액을 주입함으로써 보다 치료의 효과를 높이고 치료 기간도 단축시키는 방법이다.

5) 왕뜸, 커피 관장 요법

왕뜸 – 담적 부위에 왕뜸을 놓아 위장 외벽의 혈액 순환을 유도하고, 양 에너지 공급으로 얼음같이 응어리진 담적을 녹이며, 장(腸)의 독소 배출을 활성화시키는 효과가 있다.

커피 관장 요법 – 거슨 박사가 창시한 질병 치료 및 다이어트 방법으로 유럽이나 미국에서는 이미 70년간 사용되었으며, 그 안전성이 검증된 바 있다. 유기농 커피를 사용하는데 숙변을 제거하는 것 외에 장에서 칼륨을 흡수하여 혈관을 통해 간으로 보내므로 간 기능을 개선하고 독소를 제거하는 효과가 있다.

이 외에 간장의 해독 기능을 활성화시켜 간장 및 전신에 축적된 독소를 제거하기 위한 간 정화 요법. '제2의 심장'이라고도 하는 발을 뜨거운 물로 자극함으로써 전신의 혈액 순환은 물론 기의 순환을 왕성케 하고 자율신경 기능 정상화 등을 도모하는 각탕 요법. 아로마를 혼합한 아로마 냉온 교대 욕법(림프액을 정화시켜 면역력을 길러주고, 근육 혈관의 수축과 이완을 반복시켜 혈액 순환을 촉진하며, 피부를 반복적으로 자극하여 피부를 단련시킴). 낮은 레이저 에너지를 혈액에 공급하는 헬륨네온레이저 침법(혈액에서 일어나는 각종 생물학적 반응, 효소 반응, 산화환원 반응 등을 원활하게 이루어지게 함으로써 인체의 면역 기능을 강화하고 각종 질병 치료를 원활하게 도와주는 방법). 공진 요법(GI-2000이라는 IR방사체 기기를 이용해 원적외선을 신체 깊숙한 곳까지 전달하여 온열효과를 통해 인체의 신진대사와 면역체계를 정상화시키고 각종 질병의 근본 요인을 제거하여 치료가 되고 건강한 상태로 회복시켜줌). 생식 요법(곡류, 채소류, 해조류 등에 고온의 열을 가하여 조리하지 않고 동결 건조나 저온 건조 등의 방법으로 최소한의 가공을 해 만든 식품으로 각종 만성 질환의 원인이 되는 육식, 인스턴트, 가공식품을 제한하고 천연의 자연식을 섭취하는 식사 방법) 등이 있다.

알 고 있 으 면 유 용 한 위 장 상 식 Tip

내 위장은 뻥 뚫린 고속도로? 밥만 먹으면 화장실 가는 현상

밥만 먹으면 화장실 가는 증상은 몸을 보호하기 위한 방어 기전에 해당된다. 과도한 음식을 체외로 배설하기 위한 신경계에 의한 기전이거나 한번 심하게 배앓이를 일으켰을 때의 음식을 신경계가 입력시켰다가 그 음식이 유입되면 예민하게 반응하면서 나타나기도 한다.
한의학에서는 과도한 음식이나 체한 후의 후유증으로 담음이나 담적병이 되기 전 상태인 식적(食積)이 있을 때 발생한다고 하면서 식적을 없애는 치료나 일정 기간 동안 유동식을 하면 증상은 소실된다고 했다.

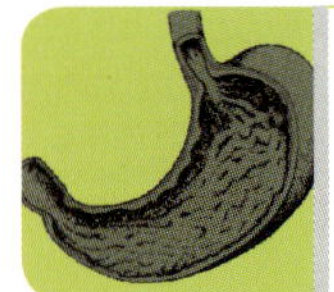

담적병을 치료하면 몸이 이렇게 달라진다

살펴본 바와 같이 담적병은 그야말로 만병의 근원이라 할 수 있다. 우리 인간은 평생 먹고 사는 존재이기 때문에 섭취한 음식으로부터 몸의 상태가 좌우될 수밖에 없다. 그래서 무엇을 어떻게 먹느냐가 너무나 중요한 것인데, 그릇된 식사법이나 오염된 음식을 섭취하게 되면 우리 몸의 피가 탁해지고, 이러한 탁한 피는 우리 몸의 혈관계, 면역계와 신경계, 근육계 등 모든 기관을 서서히 손상시켜 만병을 만들어가게 되는 것이다.

담적병의 발견으로 바로 이러한 독소의 저류와 흐름의 상황을 파악할 수 있게 되었기 때문에 담적병에 대한 진단과 치료는 많은 병을 치료할 수 있는 기초를 제공했다고 볼 수 있다. 다음은 담적병을 치료함으로써 얻을 수 있는 유익을 임상을 통해 얻은 자료를 바탕으로 제시한 것이다.

국민 암으로 불리는 위암, 대장암을 상당 부분 줄일 수 있다

우리나라 사람들에게 유독 위암이 많은 이유는 무엇일까. 혹자는 짜고 맵게 먹는 한국인의 식습관이 가장 많은 영향을 미친다고 하지만 최근 매운 고추의 주성분인 캡사이신이 오히려 위암 예방에 도움이 된다고 밝혀졌듯이 매운 음식의 위암 발생 관련 제기는 옳다고 볼 수 없다.

담적병의 병리적 상태를 살펴보면 담적의 더러운 환경이 결국 위암과 대장암을 유발하는 환경일 가능성이 높다는 것이고, 그래서 담적병을 유발하는 주된 인자인 급식, 폭식, 과식, 오염 음식이 위암 발생의 배경일 수 있다는 것이다. 이런 의미에서 담적을 치료하거나 음식물을 천천히 씹어 먹는 등 식습관만 바르게 해도 위암, 대장암 발생을 많이 줄일 수 있지 않을까 기대하게 된다.

치매 치료와 예방의 새로운 시대 열게 된다

내가 누구인지 나를 잃게 되는 병, 그래서 가족 모두를 황폐화시키는 알츠하이머, 노인성 치매가 생기는 이유는 비정상적인 단백질에 의한 뇌세포 변성 때문으로 알려져 있다. 이러한 뇌의 신경세포 변성과 신경 접합부의 오염 상태는 주로 위와 장에서부터 만들어지는 독소에 의해 영향을 받는다. 대개 만성 변비 환자나 위장 환자에게서 알츠하이머가 많은 것은 이러한 연유이다.

담적병의 치료를 통해 뇌세포 변성을 막고 신경 연접 부위에 축적되어 있는 노폐물을 제거함으로써 뇌신경의 정상적인 반응을 이루어낼 수 있다.

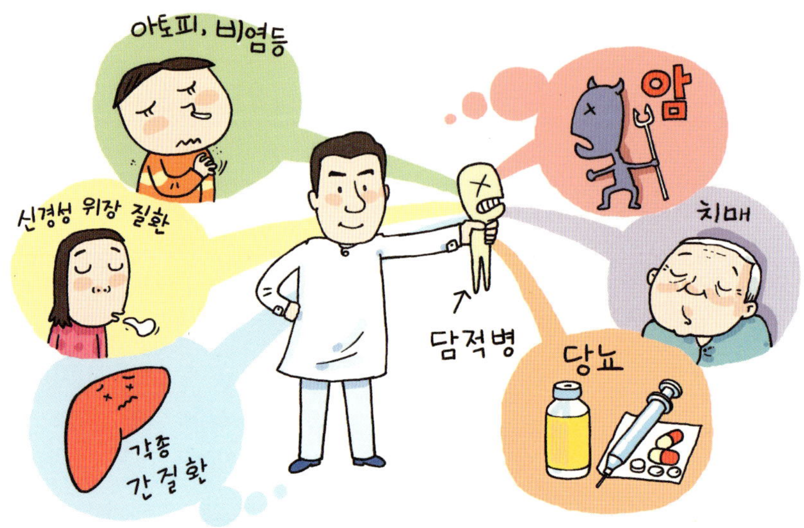

당뇨 치료가 쉬워진다

당뇨가 무서운 것은 합병증 때문이다. 최근 인슐린 요법이나 약물 요법으로 혈당 관리를 하는데도 원활한 혈당강하나 합병증 예방이 제대로 이루어지지 않는 경우가 많아지고 있다. 그것은 식습관 잘못이 개선되지 않고, 그로 인해 담적병이 발생됐기 때문이다. 임상에서 증명됐듯이 담적 치료로 조직세포막에 끼여 있는 노폐물이 제거되면 혈중 포도당의 조직세포로의 유입이 원활하게 되어 포도당 이용률이 높아지면서 혈당이 떨어지게 된다. 이러한 방법들은 몸의 개선을 통해 스스로 혈당 관리 능력이 활성화되는 방법이기 때문에 양약을 끊거나 줄여나갈 수 있는 근본적인 치료의 길이 열릴 수도 있을 것이다.

아이들의 감기나 비염, 축농증, 아토피 등 악순환 현상을 끊는다

최근 소아 감기 · 비염 · 축농증이나 아토피 같은 피부 질환이 아이들에게서 떠나질 않고 되풀이되면서 극성을 이루고 있다. 이러한 악순환은 미래를 책임질 아이들의 건강에 큰 짐이 될 것이고, 특히 건강보험 재정의 파탄도 우려되는 상황이 아닐 수 없다. 그런데 아이들을 괴롭히는 이 모든 질환이 담적병의 독소로 인한 경우가 많다는 것이다. 담적 독소가 코 점막이나 인후 림프계에 축적되면 점막 자체 내에서 세균이 자생하기도 하고, 면역 반응에도 이상이 생겨 염증 진행이 자주 반복되며, 또 담적 독소가 과잉되어 피부로 유출되면 피부 내의 독소 축적으로 피부 변성과 혈액 순환 장애 등이 겹치면서 아토피를 형성한다.

이처럼 아이들에게 담적 독소가 많은 것은 담적병이 부모로부터 유전된다는 점도 있지만 요즈음 아이들이 예전과 달리 인스턴트식품이나 패스트푸드와 같이 독소가 많은 음식을 섭취하기 때문인 것으로 보인다. 최근 아이들을 괴롭히는 이런 질환도 결국 독소 질환임을 알 수 있는데 담적 제거를 통해 상기도의 림프 기능을 정화시키고, 피부 내 축적되어 있는 독소를 제거함으로써 근본적 치료는 물론 예방 효과도 크게 향상될 수 있을 것으로 보인다.

신경성, 과민성 위장 질환 치료의 길이 열린다

신경성 소화불량, 과민성 대장의 원인이 담적병임이 밝혀졌기 때문에 근본적인 치료가 가능해진다. 그동안 내시경상 관찰되지 않아 신경성 또는 과민성으로 분류되었던 각종 위장관 질환들이 이제 위장 외벽의 문제임을 알았기 때문에 신경성, 과민성이라는 진단명을 사용하지 않아도 되고, 치료도 쉽게 될 수 있을 것으로 기대된다.

난치성 자가면역 질환 치료가 가능하다

베체트 신드롬, 루프스 질환, 류머티스 관절염 등과 같은 난치성 자가면역 질환이 담적병 치료를 통해 해결 가능하다.

자가면역이라는 것은 외부에서 균이 들어와서 병이 되는 것이 아니라 자체 내에서 항원성 물질이 만들어져서 이를 제거하기 위한 면역 반응이 작동하면서 자기네들끼리 싸우는 마치 내란과 흡사한 질병이다. 현대 의학에서는 이러한 비정상적 면역 전쟁이 왜 발생되는지 그 원인을 아직 밝히지 못해 치료에 어려움을 겪고 있는 실정이다. 한의학에서는 자가면역 반응을 유발하는 항원성 물질이 생성되는 이유를 위와 장, 그리고 간장의 환경 상태와 관련이 있다고 말한다. 환경이 더러우면 세균이나 바이러스 등이 자생적으로 생기고, 이것이 항원 역할을 해서 면역 반응을 유도한다는 것이다. 위장 내의 오염 환경은 담적 독소에 의한 것으로 볼 수 있으며, 그래서 담적병 치료를 하게 되면 항원성 균이 생기지 않아 근본적으로 상황이 개선되는 것이다.

무대책의 간경변, 간암도 담적 치료로 해결한다

담적 독소는 문맥혈관을 통하여 간으로 유입되어 간장 내의 환경을 오염시키고 간세포 손상을 배가시킬 수 있다. 그래서 간염이 간경변으로 이행되는 것은 전적으로 위장의 상태와 직결된다고 볼 수 있다. 한의학에서도 위장의 상태는 간장에 그대로 전이될 수 있다고 설명하면서 간염, 간경변을 비위의 병이라고까지 얘기하고 있다. 최근 바이러스성 간염 환자들이 간경변으로 이행되는 경우가 많아지는 것도 환경오염으로 인한 미들 존 독소 변성이 심해지기 때문인 것으로 볼 수 있다. 담적병 독소를 제거함으로써 간장으로 독소가 유입되지 않고 깨끗한 피가 공급되도록 미들 존의 환경을 개선하면 악성 간질환 발생이 최소화될 수 있다.

자궁병, 방광, 전립선 질환 수술 없이 약물치료와 예방이 가능하다

냉 · 대하, 자궁 내 염증, 자궁근종과 같은 다양한 자궁 질환 또한 담적 독소가 자궁벽에 유입되어 세균 증식과 자궁 내벽 증식을 초래하여 발생하는 것이다. 특히 여성들의 잦은 방광염이나 빈뇨, 요실금 등과 같은 방광 질환도 담적병과 관계있는 것으로 보인다. 방광 평활근에 존재하면서 방광의 운동을 주관하는 카할세포가 담적 독소에 의해 손상당하면 방광 조직이 굳어지고 운동성이 떨어지는 현상이 발생하여 소변이 자주 마렵거나 시원치 않고, 방광염이 잘 생긴다는 것이다.

실제 임상에서 평활근으로 이루어진 부위의 질병인 자궁근종과 빈뇨, 방광염의 경우 그리고 전립선 비대 등의 환자들에게 담적병 치료를 한 결과 많은 경우에서 호전적인 반응을 보였는데, 이는 자궁근종과 방광 질환, 전립선 질환이 위장으로부터 공급되는 독소에 의해 조직이 변성되면서 발생되는 질환임을 증명하는 것이다.

근골계 질환을 예방할 수 있다

근육의 담 결림 현상도 담적병으로 인해 나타난다. 어깨와 뒷목, 등

부위가 굳어지면서 통증이 나타나는 것은 대부분 담이 축적되면서 발생되는 질환이라고 볼 수 있다. 그리고 허리나 다리 부위 같은 기타 근골격계 질환의 일부도 담의 영향을 받아 근육이 굳어지면서 진행된다. 근육은 위와 장 그리고 간장으로부터 만들어진 혈액을 공급 받아 활동하는 기관인데 만약 담적병의 독소를 받게 되면 근육이 굳어지면서 붓는 현상과 그로 인한 운동 장애 및 통증이 수시로 발생될 수 있다. 임상에서도 근골격계 질환에 위장의 담적병을 제거하는 치료만으로도 근육이 부드러워지면서 통증이 감소하는 경우가 많다. 이는 근육 질환과 담적병과의 관련성을 반증하는 것이라 볼 수 있다.

내장신경의 음식 코드(CODE)화

주인이 잘 먹는 음식을 코드로 입력해서 그 물질이 들어오면 프리패스(free pass). 만약 그 음식이 양질의 음식이라면 좋지만, 그렇지 않다면 전신 문제가 심각하게 진행될 수 있다.

아이들이 인스턴트, 패스트푸드에 길들여져 있으면 김치나 된장찌개를 안 먹고 그 음식만 찾는 현상이나 한국 사람이 미국에 가면 김치 생각부터 나는 것은 이런 때문이다.

Part 07

밥통의 반란을 잠재우는 섭생 가이드

이제 먹는 것도 중요하지만, 무엇을 어떻게 먹느냐가 얼마나 더 중요한가를 깨달아야 하는 시대가 왔다. 그리고 특히 우리 국민들의 위장을 무시하고 아무렇게나 대하는 밥통 취급 자세를 철저하게 바꿔야 한다. 밥 한 숟가락을 먹더라도 10초 후에 만날 위장의 입장을 생각해 봐야 한다. '밥통이 알아서 하겠지.' 이런 무심함 속에 우리네 밥통은 말 못할 고통에 신음하고 있다. 쥐도 궁지에 몰리면 고양이를 물고, 지렁이도 밟으면 꿈틀거리는 것처럼 우리의 밥통이 언제까지나 우직하게 참고 있지만은 않을 것이다. 그리고 화가 난 밥통이 어떤 반란을 일으킬지 아무도 모른다.

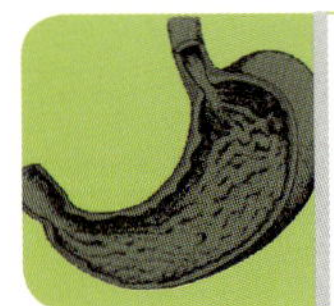

유별난 우리들의 식습관 살펴봐야 할 때

한국인의 유별난 식습관은 이제 도마 위에 올려놓고 짚고 넘어가야 할 중대한 문제가 되었다. 이는 단지 소화불량이라는 문제를 떠나서 이런 한국인만의 식습관, 식문화가 우리의 위장과 몸에서 어떤 고질적인 문제를 일으키는가에 대해 진지하게 생각해 봐야 하는 것이다. 그동안 식사에 관한 그릇된 문화와 의·과학 분야의 소홀함이 맞물려 음식을 통해 빚어지는 우리 국민들의 수많은 질병이 방치되어 온 셈이다. 특히 20세기 이후 급속한 석유산업 발달과 함께 심각한 환경오염이 만연되면서 우리들의 식탁은 더 이상 안전하지 않게 되었고, 물과 땅의 본질적인 오염으로 우리가 평소 좋은 음식이라고 믿고 먹던 많은 음식들이 오히려 우리의 몸에 독소가 되어 위해를 가하고 있는 실정이 되어버렸다. 현대 의학의 엄청난 발전에도 불구하고 암 발생과 사망률은 자꾸 증가되고 있고, 당뇨병을 비롯해서 지방간, 복부 비만, 고혈압, 중풍, 각종 피부 질환, 갑상성 질환 같은 만성, 성인성, 난치성 질환들이 급속히 우리 들의 몸 속에서 친숙하게 자리하고 있다. 이에 비해 의학적으로는 원인 분석조차 이루어지지 않고 있는 딜레마의 모든 이유가 이러한 식탁의 오염과 무관하지 않다고 여겨진다.

최근 의학적 신지견들 가운데 이러한 질환들 대부분이 섭생 잘못과 독성 문제로부터 비롯될 수 있다는 내용의 보고가 심심치 않게 나오고 있어, 담적병의 발견과 함께 만성, 난치성, 악성 질병과 먹는 문제와 관련한 새로운 의학적 이론이 크게 대두될 것으로 예상된다. 이러한 음식 관련 의학은 '음식으로 못 고치는 병은 의사도 못 고친다'고 말한 서양 의학의 아버지 히포크라테스의 주장을 이제라도 실현하는 계기가 되는 것이고, 치료에 무력할 수밖에 없는 이러한 질환들에 가장 중요한 예방 과 치료의 핵심 사항이 될 것이다.

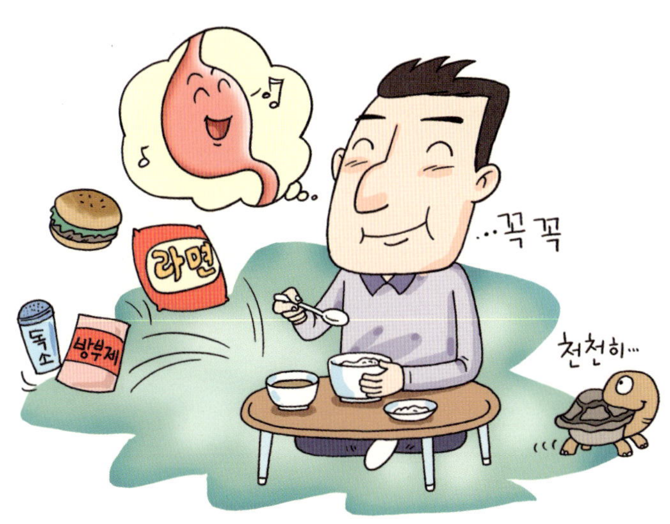

　이제 먹는 것도 중요하지만, 무엇을 어떻게 먹느냐가 얼마나 더 중요한가를 깨달아야 하는 시대가 왔다. 그리고 특히 우리 국민들의 위장을 무시하고 아무렇게나 대하는 밥통 취급 자세를 철저하게 바꿔야 한다. 밥 한 숟가락을 먹더라도 10초 후에 만날 위장의 입장을 생각해 봐야 한다. '밥통이 알아서 하겠지'. 이런 무심함 속에 우리네 밥통은 말 못할 고통에 신음하고 있다. 쥐도 궁지에 몰리면 고양이를 물고, 지렁이도 밟으면 꿈틀거리는 것처럼 우리의 밥통이 언제까지나 우직하게 참고 있지만은 않을 것이다. 그리고 화가 난 밥통이 어떤 반란을 일으킬지 아무도 모른다.

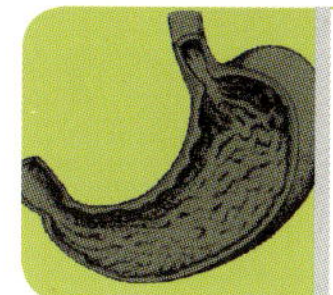

담적병을 유발하기 쉬운 음식물과 식사 습관

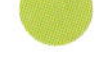

물리적 자극

폭식이나 과식, 빠른 식사, 차가운 음식, 구토나 역류 등은 위장관의 점막뿐 아니라 근육과 신경계에 직접적이고 물리적인 손상을 일으키고, 많은 비소화 물질을 만듦으로써 위장관 내에 불결한 환경을 조성한다. 이러한 식사법은 소화효소들이 주로 음식 표면에 작용하는 한계 때문에 큰 덩어리로 위장에 내려오면 모두 분해를 못하고 미즙이 남아 많은 독소를 만들게 된다. 이러한 분해되지 않은 미즙과 독소가 결국 위장 외벽으로 투과되어 담적을 형성하게 되는 것이다.

화학적 자극

짜거나 단 음식, 항생제나 진통제, 강한 산성 또는 알칼리성 음식, 알코올, 밀가루, 육류, 오염된 음식 등은 위장관 점막에 손상을 주고 화학적 변이를 일으킨다.

생물학적 자극

음식물은 위장관에 상주하는 정상적인 균들의 분포에 영향을 준다. 해로운 균과 이로운 균들의 균형이 깨지면 다양한 질병의 형태로 나타난다. 잘 알려진 균에는 유산균, 헬리코박터균, 대장균 등이 있다.

알 고 있 으 면 유 용 한 위 장 상 식 **Tip**

여행 시 물만 갈아먹으면 설사가 나타나는 현상

여행 시 물 갈아먹을 때 나타나는 설사는 의학적으로 기전이 확실히 밝혀지지는 않았지만 장 상피세포에서 특이한 신호 전달 물질이 활성화되면서 장 투과도가 증가되어 발생되는 것으로 설명하고 있다. 한의학에서는 소장과 대장의 영양분과 수분 흡수 기능은 간장의 대사 기능이 잘 이루어져야 원활하게 수행된다고 설명한다. 그런데 스트레스에 의해 간장의 기능이 응결되면 대사 기능에 장애가 와서 수분 흡수가 이루어지지 않고 오히려 빠져나와 설사가 발생하는데 한의학에서는 이를 간비불화(肝脾不和)병이라고 한다.

(선호에 따라 김치는 자유롭게 추가한다.)

	월	화	수	목	금	토	일
아침	순두부찌개 생선전 송이장조림 취나물 나박김치	병어무조림 된장찌개 해파리냉채 열무된장무침 포기김치	녹두죽 표고전 우엉고추장구이 가지나물 나박김치	육개장 김구이 냉이나물 표고부추볶음 백김치	콩비지찌개 애호박전 도라지무침 마늘쫑볶음 나박김치	버섯매운탕 녹두전 브로콜리초회 근대된장무침 백김치	이면수어구이 얼큰소고기무국 마파두부 얼갈이된장무침 백김치
점심	팽이버섯불고기 호박고추장찌개 미나리무생채 양배추쌈 포기김치	카레라이스 재첩국 단호박엿 장조림 백김치	북어양념찜 청국장찌개 참나물무침 물미역초무침 총각김치	버섯솥밥 미역국 다시마땅콩조림 해초무침 포기김치	모듬장조림 김치국 느타리버섯볶음 상추겉절이 백김치	양배추롤찜 콩나물맑은국 도토리묵무침 양송이버섯볶음 백김치	새싹비빔밥 콩가루배추국 야채샐러드 봄동겉절이
간식	오렌지	딸기	토마토주스	검은콩두유	오이당근주스	검은콩두유	검은콩두유
저녁	동태매운탕 계란장조림 미역줄기볶음 북어포무침 백김치	알탕 두부매운찜 건파래볶음 콩나물무침 나박김치	굴무밥 북어채계란국 연두부/양념장 배추겉절이	대구지리 계란찜 시래기나물 오이무침 포기김치	꽁치김치찌개 감자고추장조림 시금치나물 깻잎지 포기김치	소고기버섯덮밥 홍합무국 달래오이무침 애호박볶음 포기김치	아구찜 된장찌개 연근조림 표고버섯볶음 포기김치

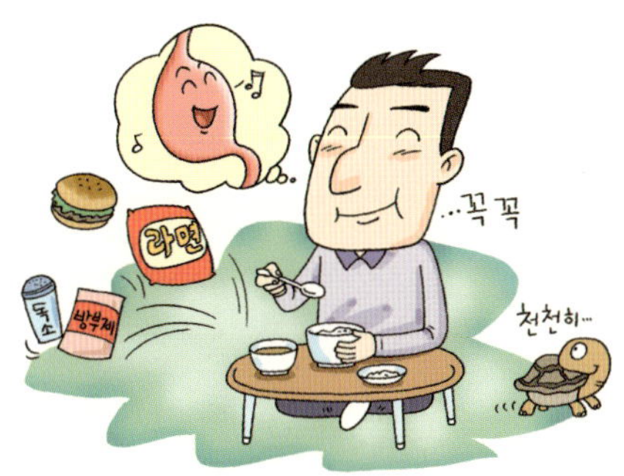

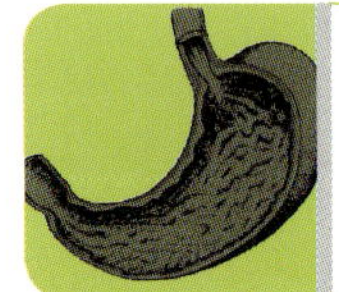

만병을 잠재우는 섭생 가이드

폭식, 과식, 급식 습관을 버려라

"세상에서 가장 어리석은 일은, 어떤 이익을 위하여 건강을 희생하는 것이다."

영국 시인 E. 스펜서의 말이다. 평균 수명이 늘어나면서 건강에 좋은 이른바 웰빙 음식이 인기지만, 무엇을 먹느냐와 함께 어떻게 먹느냐 하는 것이 너무나 중요하다. 한국보건사회연구원의 제3차 국민건강 영양 조사 심층 분석 보고서에 따르면 2005년 기준으로 한국인의 평균 수명은 78.6세지만 질병이나 장애를 겪지 않고 건강하게 사는 건강 수명은 68.6세(남성 67.4세, 여성 69.6세)로 추정됐다. 평균 수명을 다 채운다고 했을 때 나머지 10년은 각종 질병에 시달리며 불행한 노후를 맞게 된다는 의미다. 그렇다면 노후에 질병 없이 건강 수명을 늘릴 수 있는 방법은 무엇일까.

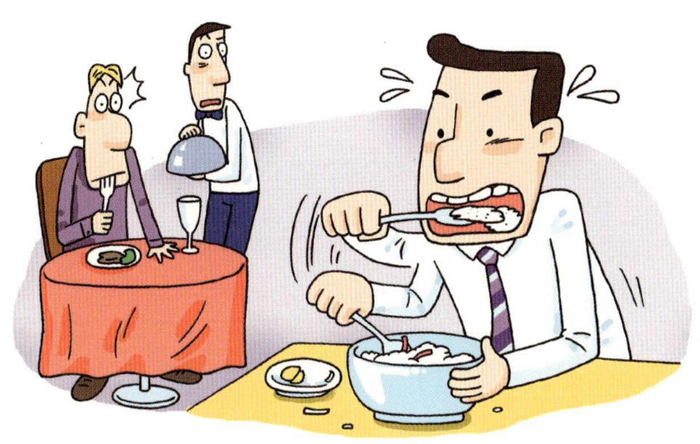

　살기 바빠 우리네 식습관은 급식, 폭식, 과식과 같은 아주 나쁜 식습관에 물들어 있다. 빨리 먹으면 분해되지 않는 음식 노폐물이 생겨 우리 몸의 건강 교두보, 점막이 깨져 미들 존이 손상되고, 또 많이 먹으면 음식을 소화하느라 산소 요구량이 많아지면서 활성산소도 더 많이 발생되어 세포와 DNA가 손상을 받는데도, 우리 국민들은 이러한 참 건강에 대한 개념 없이 많이, 빨리 먹는 것이 미덕일 정도로 잘못된 식문화 속에서 살고 있는 것이다.

　이제 자신의 위장 점막이 건강하게 잘 보전되도록, 그리고 활성산소나 노폐물과 같은 독소들이 위장 내에 생기지 않도록 신경을 쓰면서 지혜롭게 식생활을 이루어가야 한다.

333 식습관 운동

　건강한 삶을 위하여 꼭꼭 씹어 먹기 운동을 전 국민 차원에서 경주해 볼 필요가 있다. 식사 시간을 1~2시간씩 할애하는 선진국의 여느 나라

들처럼 할 수는 없겠지만 우리 국민의 건강지수를 높이기 위해 333 운동을 벌여나갔으면 하는 바람이다.

333 식습관 운동은 하루 3끼니를 규칙적으로, 한 입에 30회씩 침을 섞어가면서 꼭꼭 씹어, 30분간 천천히 식사하자는 내용이다.

이러한 새로운 식탁문화를 가족에서부터 시작하여 직장에까지 넓혀나가야 할 것이다. 그리고 천천히 먹는 사람을 바보 취급하거나 재촉하는 그런 모습은 사라져야 하고, 식탁에서 대화를 하면서 천천히 즐기는 그런 분위기를 만들어가야 한다. 만약 빨리 먹지 않으면 안 되는 급한 상황이면 가능한 한 음식을 한꺼번에 많이 넣고 침을 섞으면서 빨리 씹는 방법으로 대처해 나가는 것도 괜찮을 것이다. 이와 같이 333 식습관만 철저히 실천해도 며칠 안에 당신의 건강이 달라져가고 있음을 느낄 수 있을 것이다.

밥은 질게 먹고 소식하라

밥은 될 수 있는 대로 질게 먹고 소식을 해야 한다. 담적병이 심한 사람은 특히 밥을 될 수 있는 대로 질게 먹는 것이 좋고, 현미나 콩 또는 팥 같은 잡곡밥도 당분간 피하고 압력밥솥의 밥, 떡같이 너무 차진 것도 피하며 약간의 밀가루 음식이라도 피해야 한다. 죽, 으깬 감자, 달걀 반숙은 소화가 잘되지만 된밥·쫄면·자장면·튀김류는 좋지 않다. 균형 잡힌 영양 섭취와 소화가 잘되는 음식을 먹는 게 담적병 환자들의 식습관 원칙이다. 식사량에는 개인차가 있어서 소식의 양을 제시하는 데 어려움이 있는데, 배부르다고 느끼는 정도의 약 70% 정도가 적당하다. 소식을 위해서도 천천히 오래 씹는 습관을 먼저 길들이는 것이 좋다. 음식을 빨리 먹으면 대체로 음식 맛을 충분히 느끼지 못하고 먹는 경우가 많고, 맛을 충분히 느끼지 못하기 때문에 양으로써 욕구를 충족하려고 한다. 게다가 위에서의 포만감이 뇌에 전달되는 데는 시간이 걸리기 때문에 음식을 빨리 먹으면 뇌가 포만감을 느끼기도 전에 이미 과식 상태가 될 수 있다.

찌거나 삶는 조리법을 선택하라

찌거나 데치거나 끓이거나 삶아서 음식을 부드럽게 조리하면 위가 좋아한다. 담적병이 없는 사람에게도 이 같은 조리법은 건강에 이롭다. 고기를 먹을 때, 삶아서 먹을 경우 기름이 제거되면서 지방 섭취는 낮게, 단백질은 높게 섭취할 수 있다. 아무리 좋은 재료도 기름에 굽거나 튀기는 순간, 많은 영양소가 사라지며 비만의 원인이 된다. 등 푸른 생선 역시 마찬가지다. 생선의 지방이나 기름이 산화되기 쉬워 몸에 해로운 영향을 미치기 때문에 어떻게 조리하느냐가 무척 중요하다.

야식은 피하고 식사 후 바로 눕지 말자

잠자기 전 야식은 위장 내에 많은 음식 노폐물을 만드는 장본인이다. 습관적으로 야식을 즐기는 사람에게서 공통적으로 내장 비만이 심하고 담적이 맷돌같이 두껍게 형성되어 있는 것을 볼 수 있다. 심한 담적으로 역류가 잘 되어 역류성 식도염을 부르고, 지속적인 담적 독소의 축적은 위암이나 대장암, 근종, 피부 질환, 비만 등 질환의 직접적인 요인이 된다. 야식은 절대로 피해야 한다. 식사 후 바로 눕는 것도 피해야 한다.

음식을 소화하는 데 걸리는 시간은 대략 4시간, 그래서 적어도 잠들기 4~5시간 전에는 음식 섭취를 끝내야 하고, 식사 후 2시간 이내의 취침은 삼가는 것이 좋다.

● 담적환자에게 이로운 음식

- **탄수화물류** : 황설탕, 꿀, 아이스크림 소량, 메밀 냉면 소량, 감자, 쌀, 찹쌀, 차조, 우리 밀 소량

- **육류, 동물성 단백질류** : 쇠고기 중 양지머리와 사태부위, 그리고 소양푹 삶은 것, 소고기 장조림, 곰탕, 약물 처리 안 된 장어와 미꾸라지, 그리고 메기, 토종닭 푹 삶은 것. 약물처리 안 된 오리고기 푹 삶은 것. 개고기, 노루고기, 생태, 흰 살 생선, 푹 삶은 개고기 탕, 한약을 넣지 않고 푹 삶은 흑염소. 푹 삶은 자라나 거북, 멍게, 오염 안 된 잉어나 붕어찜, 오염 안 된 가물치, 도미, 농어, 해삼, 갈치, 참치, 게, 산 낙지나 연포 형태의 낙지, 굴, 청어, 양질의 치즈와 버터, 계란 흰자위

- **식물성 단백질류** : 까만 콩 두유, 연두부, 따뜻한 우유, 베지밀, 까만 콩, 녹두

- **과일류** : 다래, 살구, 멜론, 홍시 소량, 생밤, 잣, 은행, 귤, 오렌지, 딸기, 자몽, 껍질 벗기거나 삶은 토마토, 물렁한 복숭아

- **견과류** : 들깨, 검은콩, 검은깨, 율무, 삶은 은행, 참깨

- **해조류** : 미역, 김, 다시마, 파래, 기타 해조류

- **차(茶) 종류** : 국산 마, 칡차, 매실차, 로열젤리, 영지, 홍차, 감잎차, 둥굴레차

- **야채와 채소류** : 배추(김치), 양배추, 케일, 상추, 신선초, 셀러리, 취나물, 열무, 호박, 무, 연근, 우엉, 아욱, 근대, 더덕, 각종 버섯, 감자 으

깬 것, 토란, 두릅, 숙주, 죽순, 양파, 콩나물, 당근 데친 것, 부드럽고 연한 미나리, 오이, 시금치, 푹 찐 가지, 단호박, 참외

    - 양념류 : 산패 안 된 참기름, 구운 마늘, 맵지 않은 고추, 파, 생강, 쑥, 마, 고사리, 된장, 청국장, 후추, 겨자 소량, 참기름

    - 기타 : 껍질 깐 대추, 삶은 대추, 인삼

● 담적환자가 삼가 해야 할 음식

    - 탄수화물류 : 모든 밀가루 음식(라면, 자장면, 국수, 빵, 과자, 피자 등─밀가루음식은 소화기계 점막에 이끼 같이 담이 잘 끼는 속성이 있고, 특히 살충제와 표백제 처리된 경우는 밀가루 음식이 위 점막의 보호막을 손상 시켜 담적 유발의 직접적인 원인으로 작용한다.), 도토리묵, 비빔 또는 회냉면, 흰 설탕(백설탕), 통밀, 수수, 호밀, 고구마, 떡, 메밀, 현 미, 옥수수, 보리, 팥

    - 육류/동물성 단백질류 : 고등어, 꽁치, 새우, 오징어, 비린 생선, 양식 생선회, 조개류(단, 조개 우려낸 국물은 좋음), 튀김 닭, 오염 된 가물치 · 잉어 · 붕어 · 장어 · 미꾸라지, 새우, 오징어, 주꾸미, 양고기, 염소고기, 꿩, 참새, 칠면조, 돼지고기, 약물 처리 된 닭과 오리 고기, 계란 노른자위

    - 식물성 단백질류 : 흰 콩, 흑미, 강낭콩

    - 과일류 : 포도, 머루, 모과, 감, 곶감, 포도, 배, 사과, 수박, 바나나, 참외, 땅콩, 밤, 키위, 파인애플, 레몬, 앵두

    - 인스턴트, 가공식품류 : 청량음료, 김밥, 잡채, 패스트푸드 음식, 인스턴트 음식(인공첨가물), 기름진 음식, 튀긴 음식, 떡볶이, 순대, 오뎅, 뼈 고아낸 국, 설렁탕, 술, 어묵

    - 차(茶) 종류 : 산모과차, 레몬 차, 커피, 코코아

    - 기타 : 화분, 녹용, 도라지, 호두, 카레

특히 설탕이 안 좋다

설탕이 나쁜 것은 위장 점막 이완과 위산 저하의 문제를 일으키기 때문이다. 그래서 노폐물의 미들 존 투과를 높여 내장 비만의 원인이 되고, 위장의 면역 기능을 약화시켜 장내 나쁜 세균 증식을 부추긴다. 이뿐 아니라 체내 지방 축적과 체중 증가, 혈액 속 중성지방의 농도를 급격히 올리기도 한다.

탄산음료를 멀리하라

기름진 음식을 먹었을 때 소화가 잘 안 될 때 일시적인 효과를 줄지는 몰라도 위에는 좋지 않다. 탄산음료에 많이 든 과당이 위장, 소장 등에서 잘 흡수되지 않아 대장으로 고스란히 내려가면서 가스를 생성시켜 오히려 헛배만 부를 수 있다. 이러한 가스에다 탄산음료에서 나온 가스가 가중됨으로써 위장 운동 방해는 물론 불결한 장내 환경 조성으로 여러 가지 장 질환의 온상이 된다.

술은 적당히 마시자

술은 어떠한 음식보다 위장 점막 투과가 잘되어 적당한 음주는 혈액순환을 돕고 에너지 활성을 촉진하지만, 지나친 음주는 점막을 손상시켜 미들 존 손상의 지름길이 된다. 그리고 간장의 기능을 약화시킴으로써 담적 독소나 위장관 내에서 발생되는 각종 독소들을 해독하지 못하고 그럼으로써 전신으로 독소가 파급되는 문제를 일으킨다.

항산화 성분 음식을 많이 먹자

활성산소는 위장 점막을 깨뜨려 많은 전신 질환을 유발하는 인자로 알려져 있다. 항산화 성분이 많은 채소와 과일을 먹어 미들 존 손상을 방지해야 한다. 채소나 과일만으로 부족하다면, 항산화 비타민과 미네랄 등을 추가로 복용하면 좋다.

금연하라

더 이상 설명이 필요 없는 말이다. 굳이 보태면 담배는 활성산소를 발생시켜 세포의 노화를 촉진하고, 암과 동맥경화 등 치명적 질병을 불러온다. 금연만 해도 평균 수명을 10년 연장시킬 수 있다.

스트레스는 바로바로 관리하라

스트레스를 잘 관리하는 사람은 그렇지 않은 사람과 수명이 16년이나 차이가 난다는 연구결과가 있다. 본문에도 밝혔듯이 스트레스는 독성이 강한 스트레스 호르몬을 분비하고, 위산이나 비만세포, 히스타민 같은 공격성 물질을 증가시켜 위장 점막 손상은 물론 혈관 손상, 좋은 체액 손상, 세포 내 DNA 직접 손상 등에 이르기까지 몸 전체의 기본적인 바탕을 훼손한다. 이와 같이 스트레스도 만병의 원인이 되는데, 평소 운동과 취미 생활·여행·요가나 단전호흡, 신앙생활, 명상 등으로 분노한 마음을 안정시키는 노력이 중요하다. 특히 스트레스를 받을 때 평정을 잃지 않고 항상 즐겁고 웃는 기분으로 임하는 스트레스 반응 훈련을 하는 것이 좋다.

규칙적인 생활은 기본이다

우리 몸에는 생체시계가 있다. 이 생체시계의 지시에 따르는 것이 현명한 장수 비결이다. 장수 노인들의 공통점은 모두 시계처럼 정확한 삶을 살았다는 점이다.

가벼운 운동을 꾸준히 해라

운동 등 꾸준한 신체 활동이 필요하다. 특히 평소 운동량이 적은 사람에게서 담적 환자가 많다. 몸에 버거운 운동보다 가볍게 실천할 수 있는 조깅, 스트레칭, 걷기, 수영, 계단 오르기, 등산 등 저강도 운동이 좋다. 상기의 운동도 너무 심하면 오히려 해가 되며, 담적이 심한 사람은 오래 달리기, 심한 줄넘기 등의 운동은 삼가는 게 좋다. 운동 시간은 식후 2시간 정도 후에 실시하는 것이 바람직하다.

시도 때도 없이 신호가 온다? '설사'

설사는 배변 횟수가 많아지고 변이 묽고 심지어는 물과 같은 변을 배출하는 것을 가리키는 말이다. 설사의 원인은 대단히 많고 이에 따른 기전은 다음과 같다.

1) 대장 내에 흡수되지 않는 물질이나 고분자 물질이 다량 있으면 삼투압 현상에 의해 장관 내의 수분이 장 내로 나와 설사가 일어난다. 삼투압성 설사는 과식이나 폭식에 의해 유발된다.

2) 염증이나 궤양이 대장 점막에 생기면 대장의 수분 흡수 기능이 손상되어 급작스런 설사가 나타나며, 점막 손상이 심하여 점액물질이나 혈액 등이 흘러나오면 점액변이나 출혈도 동반하게 된다. 염증이나 궤양은 세균 침입, 자극적인 음식, 처리되지 않은 독소 등에 의해 발생된다.

3) 대장의 수분 흡수 기능은 대장이 건조하고 따뜻해야 원활히 이루어진다고 한의학에서는 말한다. 대장의 수분 대사 기능은 전적으로 양기(陽氣, 양에너지)에 의존한다는 것이다. 만약 대장이 냉하면 수분의 성질이 원래 陰기운, 즉 찬 성질이기 때문에 수분을 흡수하지 못하여 설사가 나타나며, 생랭음식이나 찬 기운에 하는 설사, 새벽의 설사, 긴장될 때 하복이 살살 아프면서 하는 설사 등은 이와 관련된 설사이다. 한의학에서는 이런 설사를 비신양허형(脾腎陽虛) 설사라고 한다. 그리고 대장이 습하면 수분을 흡수하지 못하고 오히려 수분을 점막 밖으로 내보내기 때문에 변이 무르게 되는 것이고, 특히 대장이 습하면 병원성 미생물 증식이 잘 되기 때문에 설사가 나타난다. 대장의 환경이 늪지대와 같이 습해지는 것은 과식, 폭식, 과도한 육류 섭취 등으로 처리되지 않은 미즙이 그대로 대장으로 넘어와 체류가 지연되거나 음주 과도나 흡수되지 못한 수분이 음식 노폐물과 섞이면서 습한 환경이 조성되기 때문이다. 원래 장은 습기를 싫어한다. 물에 말아 먹었을 때나 장마철에 설사가 빈번해지는 이유도 습기를 싫어하기 때문이다.

4) 장 운동의 과잉 항진에 의해서도 설사가 나타나는데, 연동운동의 과잉 항진은 격렬한 스트레스와 과식, 폭식, 위장 절제 등에 의해서 발생된다. 과식, 폭식에 의한 설사는 과식과 폭식으로 다량의 음식 노폐물이 생겨 이것이 몸을 손상시키는 것을 방지하기 위한 신경계의 생리적 반응이기 때문에 음식 조심만 하면 큰 문제가 없는 형태이다. 그런데 격렬한 스트레스에 의해 발생되는 것은 한의학에서는 간장의 열성 기운에 의한 것이라고 설명한다. 간기횡역(肝氣橫逆)이라고 해서 분노나 쇼크와 같은 격렬한 스트레스는 간장에 강한 열성 기운을 형성하게 되는데, 이 기운이 장을 공격하면 장의 근육이 경련을 일으키면서 항진되어 설사가 발하게 되는 형태이다. 스트레스에 의해 배가 꼬이듯 경련성 설사가 나타나는 것은 간장의 기운에 의한 것이다.

나는 이렇게 밥통을 고쳤다

담적병으로 진단 받고 치료한 환자들의 투병기를 소개한다. 담적 치료가 국내에서 처음으로 시도된 것인 만큼 실제 임상 현장에서 담적 치료의 효능을 살펴보는 것은 환자나 의사 모두에게 중요한 일이다. 투병기는 동병상련(同病相憐)의 많은 환자들에게 희망과 도움을 줄 뿐 아니라, 환자를 치료하는 의사에게도 환자들이 겪는 고통과 절망이 얼마나 깊고, 또 무엇 때문인지를 다시 한 번 들여다볼 수 있는 기회가 될 것이다. 흔쾌히 투병기를 보내주신 환자분들께 감사드린다.

방명자 (여/59)

진단명 : 말기 간경변증
치료 내용 : 간장 치료와 담적 제거 치료

저는 야채장사를 하면서 열심히 사는데 10년 전 만성간염을 진단받고 안양의 병원에서 우루사 등을 복용하며 정기적 혈액검사와 초음파 검사를 했지요. 하라는 대로 다 했는데 04년 5월 갑자기 복수가 차는 거예요. 간경화가 됐다면서 이뇨제 등 1년간 치료했는데 복수가 더 이상 빠지지 않았답니다. 죽기만 기다리는 심정인데 아는 분이 최서형 원장님이 간치료 잘한다고 소개해주어서 하나한방병원을 찾았죠. 입원해서 탕약과 각종 해독정화 치료를 했는데 7일 만에 복수가 빠지는 거예요. 참 용하다는 생각이 들더군요. 복수가 다 빠지고 퇴원 후 8월까지 열심히 치료 받았고 이젠 살았다 싶어 치료를 중단하고, 딸이 구해온 국제건강동우회에서 나온 녹즙과 한약으로 치료했습니다.

그러다 05년 3월경 갑자기 다시 복수가 차면서 탈장이 생겼어요. 할 수 없이 수술하게 되었는데 수술 후유증에 시달리다 20일쯤 간성혼수가 왔고 대소변을 받아내는 지경이 되었지요. 병원에서는 곧 돌아가실 것 같으니 준비하라면서 퇴원시켰답니다. 죽을 때 죽더라도 최 원장님을 다시 한 번 보고나 죽자는 생각에 하나한방병원을 찾았지요. 그게 05년 봄이랍니다. 원장님은 담적 독소가 너무 심하다며 시급히 담적 처방과 해독 요법을 해주셨는데 15일 되니까 기적같이 정신도 돌아오고, 기력도 돌아오면서 먹을 수 되었습니다. 아이고, 원장님께서 또 나를 살리셨구나!

09년, 지금껏 저는 정상인까지는 아니지만 더 건강해진 모습으로 잘 지내고 있습니다.

김종금 (여/46)

진단명 : 만성위장장애, 가슴 답답함과 흉통, 만성편두통
치료 내용 : 담적 패키지

20년이 넘도록 끌려 다닌, 참으로 고약한 위장병을 고쳐서 이 순간 너무 기분 좋다. 마음마저 편안하고 집에서도 아내와 엄마의 역할을 할 수 있으니 더욱 감사할 따름이다. 처녀 때부터 소화가 안 되고, 잦은 위경련과 속쓰림으로 고생을 많이 했다. 소화가 안 되면 두통도 나타나 더욱 힘들었다. 결혼 이후에는 남편이 성격이 급한 편이라 참고 삭히면서 위장장애는 더 심해졌다. 냉장고에는 양약, 한약, 위장에 좋다는 각종 민간약들로 가득 찼고 약에 의존하지 않고는 한 순간도 살 수 없게 되었다. 매년 내시경을 했지만(혹시 위암은 아닐까?) 언제나 신경성 위염으로 나왔고 고통은 계속되었다. 유명하다는 한의원과 내과를 다녔으나 숨만 쉬어도 아픈 명치끝 통증은 멈추지 않았다. 두통도 심해서 진통제를 3알 먹기도 했고, 밥 한 숟가락도 먹지 못해 영양실조와 어지럼까지 나타나 그야말로 죽고만 싶었다. 종합 검사는 아무 이상이 없고, 가족에게도 짜증만 부리고, 완전히 꾀병으로 이상한 사람이 되고 있었다.

내게 친구가 하나한방병원을 소개했다. 병원을 방문하면서 '또 치료를 받는구나' 부질없다는 생각뿐이었다. 최서형 원장님의 진료를 받으면서 내게 있던 모든 증상들의 원인이 담적병이란 말을 듣고 처음 들었지만 모든 의구심이 풀린 듯 했다. 담적 패키지 프로그램을 들으면서 "한번 해보자."는 마음으로 치료를 시작했다. 프로그램은 10회였는데 며칠 다니는 동안 몸이 달라지는 것을 느낄 수 있었다. 숨쉬기도 힘들만큼 아프던 명치와 배꼽 주변의 통증과 딱딱하던 것이 없어지기 시작했고, 두통도 자연스럽게 사라

졌다. 프로그램이 끝나고 나서는 소화 장애, 가슴통증은 더 이상 내게는 없게 되었다.

추석 때 신경 쓸 일이 많아 다시 두통과 소화 장애가 왔지만 진통제와 소화제 없이 음식조절만으로 가라앉게 되었다. 과식하지 않고 오랫동안 천천히 씹어 먹으면 재발 안 된다고 했으니 이대로만 식습관을 들여서 지금의 편안함이 계속되기를 기대해본다.

이정열 (여/82)

진단명 : 치매2기, 위장장애, 식욕저하, 두통, 어지럼증
치료 내용 : 담적 패키지

　시골에서 나 혼자 살아. 3년 전 영감 먼저 저 세상에 보낸 후 정신이 하나도 없었어. 불 위에 찌게 올려두고 잊어버려서 냄비 태워먹은 것이 수두룩하고, 차만 탔다하면 옷이며 가방이며 다 놓고 내리는 거야. 무슨 병인지 잠은 왜 그리 오는지. 하루 종일 병든 병아리마냥 자고 졸고, 또 자고.

　(따님 얘기) 평소에 늘 머리가 아프고 어지럽다 해서 시골 갈 때마다 타이레놀을 한 통씩 갖다 드렸어요. 약 먹으면 그냥 지낼 만하다고 해서 특별히 검사나 치료는 받지 않았고요. 그런데 여름 내내 명치아래에 계란 같은 덩어리가 두 개나 있다면서 아프고 소화가 전혀 안 된다는 거예요. 안 되겠다 싶어서 06년 9월에 보봐스병원에 가서 진료를 받았지요. 치매2기라 하더군요. 집에 모시고 와서 한 걱정을 하고 있던 참에 하나한방병원을 가게 되었지요. 원장님으로부터 담적 독소가 뇌로 파급되어 치매가 왔다는 설명을 듣고 연세가 높아 담적패키지를 할 수 있을 까 염려했지만 치료받기 시작했답니다. 하루 이틀 지나니 어머님께서 더 좋아하는 거예요. 치료를 받고 나면 기분이 아주 좋다나요? 한약을 먹으면서 열흘간 패키지를 끝냈는데 벌써 불편하던 것들이 다 나았다네요.

　지금은 식사도 잘하시고 소화 안 되는 것도 없다 하시고 계란처럼 만져지던 것도 없어 졌데요. 식사를 하셔서 그런지 기운도 차리셔서 혼자 목욕하고 빨래도 한답니다. 신기하게도 정신도 많이 돌아왔답니다. 엉뚱한 소리 하는 것도 없어졌고 그렇게 졸고, 주무시기만 하더니 집에서 성경책도 읽으시고, 병원에서 준 담적병책을 노트에다가 베껴 써 내려가시는 거예요.

한약을 먹기 시작하면서는 타이레놀 한 알도 안 먹었고요. 두통도 어지러움도 없다고 하시네요. 정말 한시름 덜었습니다. 사실 노인분이 치매 걸리면 집안형편이 어떻게 되겠어요. 난리도 그런 난리가 없다잖아요. 하마터면 큰일 날 뻔한 것을 하나한방병원이 막아주었어요.

양소영 (여/36)

자각 증상 : 소화불량, 복부 팽만감, 만성 피로감, 편두통, 어깨 통증
치료 내용 : 담적 패키지, 인디바

지금, 전 '기쁨 가득'그 자체입니다. 왜냐하면 건강에 대한 희망이 생겼거든요. 지금처럼 치료 효과를 본 적이 없었지요. 처음증상은 중3 가을이었습니다. 화를 잘 내는 담임선생님 때문에 스트레스가 가중되면서 밥 먹으면 오심과 구토가 있더니 점점 소화불량의 정도가 심해지는 거예요. 고1 때는 우연히 B형간염 보균자임도 알게 되었고요. 고등학교 때는 한 달에도 수차례 위경련이 일어나면서 온 몸에 오한과 사지 무기력으로 꼼짝 못하고, 7일에 4일은 음식을 전혀 먹을 수가 없었어요. 학교생활도 엉망이 되었습니다.

부모님은 좋다고 소문난 약이란 약은 다 구해주시고, 소문난 병원과 한방병원을 차례로 방문하면서 갖가지 치료를 받아보았으나 아무 효과도 거둘 수가 없었습니다. 저의 진단명은 다만 서울대에서 받았던 신경성 위염이 전부 이고 처방해주신 약은 훼스탈이었습니다. 부모님은 저 때문에 한 순간도 마음 편히 지내시지 못하셨습니다.

극동방송을 듣다가 최서형 원장님이 '담적병'을 설명하시는데 깜짝 놀랐지요. 꼭 저를 진료를 하시는 것 같이 증상이 같았어요. 사실 새로운 치료를 한 다는 것이 썩 내키지는 않았어요. 그 동안 정말 많은 치료를 통해 몸과 마음이 다 지쳐있었으니까요. 그런데 담적 한약과 패키지 치료를 받은 지 3일, 몸의 변화가 느껴지기 시작하더군요. 7일이 지나면서는 확연했는데 피부에 윤기가 흐르기 시작하면서 가슴 답답함과 속이 편안해졌습니다. 위가 편안해지니까 편두통과 어깨 결림도 조금씩 가벼워지는 거예요. 너무

신기했어요. 놀랍기도 하구요. 당장 부모님에게 이 사실을 알려드렸답니다. 오랜만의 반가운 소식에 부모님은 울기까지 했습니다.

　치료를 받은 이후 지금껏 한 번도 위장 발작 증상이 없고, 밥도 못 먹을 정도로 기운이 없던 제가 오늘은 친구와의 약속을 먼저 잡을 정도로 기운차답니다. 이젠, 고통 그만이고 희망 시작입니다!

송성순 (남/41)

진단명 : 알코올중독, 소화불량, 속 쓰림, 피로감, 눈 침침
치료 내용 : 간장 치료와 담적 패키지

 안녕하십니까? 저는 송성순 씨의 안사람입니다. 제 남편은 '알코올중독자'랍니다. 너무 고맙고 감사해서 원장님께 편지를 씁니다.

 원장님, 제 남편이 지금 청소기를 돌리는 중이랍니다. 도와달라는 말도 안했는데 말입니다. 그 모습을 보다가 문득 눈물이 나고 가슴이 뭉클해서 펜을 들었지요.

 남편은 6～7년 전부터 술 먹기 시작했고, 3년 전부터는 끝없이 소주만 들이켰지요. 안주가 다 뭡니까? 열흘이고 보름이고 날마다 술만 들이켰습니다. 나중엔 물만 먹어도 토하고, 기운이 없어 일어나지도 못했습니다. 눈이 다 풀려서 몽롱한 것이 꼭 귀신같았습니다.

 '이혼을 할까? 눈에 보지 않으려면 내가 먼저 죽어야 되나?'

 제 집안 사정이야 말로 하려면 밤을 새워도 모자라겠지요.

 원장님께서 간장을 잘 보신다는 소문에 병원을 방문했지만 속으로는 내키지 않았습니다. 그동안 안 해본 방법이 없었으니까요. 그런데 원장님께서는 알코올중독을 정신병으로 보지 않는 것이 달랐습니다. 위장과 간장 신경이 알코올 독소와 담적 독소에 의해 변성되면 술을 찾게 된다면서 신경에 축적된 술독을 빼면 술을 찾지 않을 거라고 하셨습니다. 진짜 입원 치료 한 달 만에 너무 좋은 효과가 나타났습니다. 퇴원 후 5일째 술 생각 딱 한 번 났었다고 합니다. 그러나 잘 참고 견뎠다고 나중에 얘기해주었고요.

 이제는 피로감과 불안감도 없어지고, 요즘은 매일 저와 뒷산을 산책하고 있습니다. 배꼽 주변으로 딱딱하던 것이 많이 부드러워져서 식사도 잘합니

다. 항상 눈에 하얀 막이 껴 있고 눈물이 자주 흘렀는데 이것도 없어졌다는
거예요. 또 하나 큰 변화는 항상 탕약을 제가 챙겨줬었는데 이제는 직접 챙
겨먹는답니다.

  원장님, 참 감사드립니다. 사실 알코올중독자 가정은 죽는 것보다 나은
게 하나도 없잖아요? 다른 알코올중독자 가정에도 좋은 기회가 전해지기
를 바라는 마음 간절합니다.

임형숙 (여/38)

자각 증상 : 소화불량, 변비, 과민성대장증후군, 두통 및 어지러움, 불안
치료 내용 : 탕약, 약침, 왕뜸

  치료 수기를 쓸 정도로 저의 몸 상태가 변했다는 사실이 새삼 감사할 따름이에요. 시어머님 소개로 하나한방병원에서 치료를 받기 시작했고, 저의 아이들 3명도 지금 치료 중에 있어요. 아이들도 하나같이 국민 약골들이네요.

  학생 때 제 별명은 '행사병'이었어요. 운동장에 집합만 하면 쓰러졌답니다. 지금껏 문제는 어릴 때부터 시달리던 소화불량, 과민성대장증후군, 변비와 함께 복부팽만, 스트레스 받으면 어김없이 나타나는 설사, 1년 전에는 떡볶이 먹다가 쓰러지는 일도 있었지요. 20대 이후 주기적으로 두통이 나타나면 3~4일은 밥도 못 먹고 너무 아파 거의 땅바닥에 박을 정도예요. 그리고 불안감입니다. 신앙생활을 하는데도 우울과 불안이 떠나지 않아요. 그동안 양약, 한약 골고루 많이 먹었어요. 영양주사도 맞았지만.

"머리가 아파 죽을 것 같다."

"나 지금 너무 힘드니까 말 붙이지마."

"속이 너무 불편하니까 난 안 먹어."

  지난 7월부터 하나한방병원에서 치료받기 시작했어요. 처음에는 오히려 소화가 더 안 되었어요. 불안했지요. '나하고 맞지 않는가 보다' 생각했어요. 상담을 통해 치료과정에서 나타나는 증상 중 하나라는 설명을 듣고 믿기로 했죠. 치료 받은 지 두 달째 접어들면서 확연하게 좋아지기 시작했어요. 치료하면서 가장 즐겁고 또 기다려지는 것은 원장님과의 대화랍니다. 조용한 위로와 일상생활의 상담 그리고 자신감을 불어 넣어주시기도 하구요. 덕분에 제 몸을 사랑하게 되었고 거의 모든 증상이 회복되었습니다. 무

엇보다 두통과 어지러움은 아주 없어졌어요. 너무 행복해요! 소화도 잘되고, 변비도 없어졌어요. 이웃에 사는 친구들로부터는 피부가 윤이 난다는 얘기도 많이 들어요. 완전 덤이죠?

정말 감사합니다. 저에게도 이런 건강상태가 있으리라고는 큰 기대를 하지 않고 늘 짜증내는 삶이었는데 너무 감사드려요.다. 항상 눈에 하얀 막이 껴 있고 눈물이 자주 흘렀는데 이것도 없어졌다는 거예요. 또 하나 큰 변화는 항상 탕약을 제가 챙겨줬었는데 이제는 직접 챙겨먹는답니다.

원장님, 참 감사드립니다. 사실 알코올중독자 가정은 죽는 것보다 나은 게 하나도 없잖아요? 다른 알코올중독자 가정에도 좋은 기회가 전해지기를 바라는 마음 간절합니다.

장봉심 (여/42)

자각 증상 : 소화불량, 위경련, 두통, 만성무력감
치료 내용 : 담적 패키지

20대 중반쯤부터 원인 모를 무기력감에 시달려왔다. 늘 피곤하고 머리가 아프며, 각종 위장 장애들이 쉴 새 없이 나를 힘들게 했다. 특히 밥만 먹으면 춘곤증이 심해 하루하루 생활하기 힘겨운 삶이었다. 무슨 병이 아닐까 싶어 종합검진을 수차례 받아봤지만 아무 이상이 없었다. 그래서 더 답답했다. 차라리 어디가 아프면 수술을 받던지 할 텐데. 특히 주기적으로 급체며 위경련이며 갖가지 질병치레 겪다 보니 지금 그때 생각하는 것만으로도 눈물이 날 정도이다.

우연히 TV에서 최서형 박사님의 '담적병' 강의를 듣게 되었다. 어쩜 그리도 내 증상과 똑 같을까? 하늘에서 구세주를 보내주신 것만 같았다. 다음 날 병원을 추적해서 진료를 받았다. 내 몸 구석구석이 담적 독소 영향을 받아 무기력이나 춘곤증 같은 증상들이 나타난 것이고, 특히 위 외벽 에 심한 담적으로 원인 모를 위장질환에 시달린 것을 알게 되었다.

치료 3개월쯤 되자 10여 년 이상 나를 힘들게 했던 원인 모를 병들이 처음 설명들은 대로 90% 정도 개선되었다. 늘 머리에 돌을 얹어 놓은 듯한 머리도 가벼워지면서 몸 컨디션이 너무 좋아져서 날아갈 것 같았다. 거기다 보기 싫게 볼록하게 튀어나온 아랫배까지 덤으로 쏘옥 들어갔다. 똥배가 나온 것은 지방이 아니어서 위장 외벽의 담적이 배출되면 자연스럽게 배가 들어간 것이었다. 보기 싫어서 부분지방 제거 흡입술까지 생각했었는데 생각지도 않은 선물을 받게 되었으니 내 기분이 어떻겠는가? 그리고 불과 3개월 만에 다시 어린아이의 생기발랄한 건강을 회복하게 되었다는 사실은 나

자신도 믿기 어려운 정도이다. 그동안 나를 위해 애써주신 원장님과 치료에 참여한 모든 간호사님들께 진심으로 감사를 드린다.

윤영순 (여/55)

질환명 : 간경변, 간암 합병
치료 내용 : 간장 치료와 담적 패키지

저는 2003년에 서울대학병원에서 간경화 판정을 받았습니다. 3년 치료했지만 차도가 없고 황달, 복수로 진행됐습니다. 병원치료라는 것이 이뇨제와 제픽스 외엔 별 특별한 약이 없다고 했으며, 오히려 식도정맥류 출혈과 전신 가려움증 등 자꾸 나빠졌습니다.

그러던 중 2006년 1월 이웃 소개로 하나한방병원을 오게 되었습니다. 한방에 대한 불신과 가족들의 극력 반대가 있었지만, 간경변 말기에서 극적으로 치료된 동네 친구가 워낙 확신 가지고 소개해서 믿고 입원했습니다. 처음엔 별 효과가 없는 것 같았지만 3개월 지나자 입맛이 돌기 시작했고 4개월, 5개월째 복수 등 대부분 증상이 좋아져 거의 정상이 되었습니다. 특히 검사 차 통원하던 삼성병원에서 6월 검사에 모든 간장검사 정상 판정을 받았습니다.

마음도 풀어지고 나빠질 것 같지 않겠다는 생각에 치료를 중단하고, 과식과 외식을 함부로 했습니다. 다시 상태가 안 좋아져 2006년 12월경 아산병원에 갔습니다. 이때도 가족들이 언론에서 한약에 독소가 많다는 보도가 있었다며 절대 못 가게 말렸기 때문입니다. 간암과 늑막염이 합병되었고, 급히 색전술을 했지만 옆구리가 계속 아프고, 잘되던 소화도 안 되고, 비장도 크게 종대 되었습니다. 오래 살지 못할 거라는 통보도 받았습니다. 결국 죄송한 마음을 가지고 2007년 10월 27일 이곳 하나한방병원에 다시 오게 되었습니다.

얼마 전 2008년 말 아산병원에서 암 수치 등 거의 정상으로 회복되었다는 소식을 듣게 되었습니다. 지금껏 저는 하나한방병원 치료를 받고 있고 꼭 완치된다는 희망도 있습니다. 우리 국민 대부분 한방치료를 불신하지만 이 병원에는 말기 간 환자들이 실낱같은 희망을 가지고 많이들 오시는데 대부분 좋아지는 걸 보면 이곳 한약은 그렇지 않은 것 같습니다. 치료는 대부분 자연요법으로 꾸준한 효과가 있고, 담적 독소를 빼는 방법과 헤파큐어 처방이 매우 좋은 것 같습니다. 특히 간장 치료는 그렇게 어려운 것이 아니라는 원장님의 확신이 우리들에게 마음의 안정을 줍니다.

박미리 (여/21)

진단명 : 만성위장장애, 위무력, 구역감, 어지럼증, 두통
치료 내용 : 담적패키지 치료

저는 디자인을 전공하고 있는 21살 대학생입니다. 처음에 병원을 내원해서 담적에 대해 들었고 증상이 심해 입원을 권유 받았으나 갑자기 입원이라는 생각에 두려움이 먼저 들었습니다. 집에서 생각을 해보겠다고 하고 돌아왔지만 아무래도 입원을 하는 것이 좋을 것이라는 결정을 내렸습니다.

그도 그럴 것이 20대 초반인 저는 지하철이나 버스를 탈 때 구토와 울렁증 때문에 교통수단을 이용하기 힘들었고 어지럼증과 두통 때문에 일상생활이 안 될 정도였으니까요. 또 밥을 먹을 때나 먹지 않을 때나 목에 살구 씨가 걸릴 듯한 매핵기 증상이 있어 밥을 먹을 수 없었기 때문에 항상 몸에 힘이 빠지는 무력증에 시달렸습니다. 평소 손발이 차고, 숙면을 취하지 못하는 것이나 소화가 안 되고 가스 차는 증상 등 그 외의 부수적인 증상들도 한두 가지는 아니었지만……

어쨌든 입원 치료를 시작 하게 되었고……. 저 같은 경우는 처음으로 접하게 되는 간 정화 치료에서 효과를 크게 본 것 같았습니다. 두통과 울렁증이 나아기지 시작하면서 눈이 밝아지는 듯한 기분이 들었기 때문이지요. 그러나 항상 편안하고 좋아지는 치료만 받는 것은 아니었습니다. 고주파로 녹이는 치료나 독소를 제거하는 대장외치법 치료는 아주 힘들었고 매일 하는 전신도포법도 기억에 남는 힘든 치료입니다. 그러나 제 몸이 치료에 느끼는 만족도는 아주 대단합니다. 두통, 울렁증, 매핵기 증상들이 없어졌을 뿐 아니라 부수적으로 가지고 왔던 손발이 찬 증상이나 숙면을 취하지 못 하는 것 등 모두 좋아졌으니까요. 치료 받으면서 힘들고 어려울 때도 있었지만

절대적으로 믿고 맡기니까 치료가 잘된 것이 아닌가 하는 생각이 듭니다.

잊을 수 없는 원장님의 침 치료시간……. 어떻게 한번 빠져볼까 생각도 했었는데, 꾀 피워서 죄송합니다. 그리고 사랑으로 보살펴주신 선생님들께 감사해요.

이연이 (여/55)

진단명 : 우울증, 편두통, 소화 장애, 불면증
치료 내용 : 담적패키지 치료

저는 50대의 평범한 주부예요. 우울증으로 약을 복용한 것도 벌써 5년을 넘겼네요. 처음에는 잠을 못자고 가슴이 벌렁거리면서 터질 것 같은 답답함 때문에 정신과 약을 복용하기 시작했는데 좀 수그러드는 듯했던 증상은 시간이 지나자 약을 먹어도 효과가 없어지기 시작했어요. 게다가 정신과적 증상들 외에 소화가 안 되고, 두통이 생기고, 숨이 차는 증상들로 인해 진통제까지 함께 먹지 않으면 안 될 정도로 몸은 심각해지고 있었어요. 이런 저에게 주위사람들이 하나한방병원에서 치료를 받아보라는 권유를 했고, 저는 치료를 시작하게 되었죠.

그런데 참 놀라운 것은 말이죠. 내 정신이나 머리에 문제가 있을 것이라는 나의 생각과 달리 원장님은 위장이 좋지 않으면 위장에 있는 독소들로 인해 우울증도 온다는 거예요. 뇌에서 분비된다고 알고 있던 우울증 호르몬이 위장에서 90%나 더 많이 분비 된다고 하더라고요. 그래서 저는 머리 쪽의 치료가 아닌 위장 치료를 받게 되었고 2주간의 입원 치료를 통해 몸이 새롭게 호흡한다는 생각을 하게 되었어요. 그 중에 가장 큰 변화는 정신과 약 없이도 잠을 잘 수 있다는 거지요(물론 입원 중에 우여곡절이 많았어요. 한약의 효과가 나타나기 까지 불안하기도 했고, 중간에 수면유도제를 복용하기도 했고…… 그러나 어린아이가 한발 한발 내딛는 심정으로 오늘보다 더 나아진 내일을 기대하면서 견뎌냈죠). 뿐만 아니라 우울증약과 진통제도 이젠 먹지 않아요.

저는 원장님이 생명의 은인 같아요. 그래서 저는 지금 다른 사람들에게 이

야기를 하고 있어요. 꼭 한번 원장님을 만나 뵈라고 그리고 새로운 삶으로
전환하는 기회를 가져보라고 말이죠. 원장님 이하 모든 선생님들께 감사드
려요.

김태훈 (남/48)

진단명 : 위무력, 명치끝 답답함, 안구건조증, 항강통, 구내궤양, 초기 당뇨
치료 내용 : 간경화 및 담적패키지 치료

경남에 살고 있는 저는 항상 극심한 소화불량으로 인해 음식을 제대로 섭취하지 못하였고 항상 명치 부분에 무언가 걸린 듯 답답했습니다. 그러다보니 자연스럽게 살이 빠지기 시작했고 인품이라고 말하는 두둑한 배는 고사하고 48kg의 앙상한 몸이 되어 버렸습니다. 참 몸이 이상한 것은 말입니다. 이렇게 먹지도 못하고 고생하는 저에게 혈당이 마구 오르기 시작한다는 것이었습니다. 당뇨 진단을 받지도 않았던 저에게 공복에도 혈당은 140까지 오르곤 했으니까 말입니다.

그러던 중 '담적'이라는 새로운 위장 질환을 듣기 시작하다가 '아! 이것들이 바로 내 증상이구나' 싶어 여기저기 수소문해 서울까지 올라와서 치료를 하게 되었습니다.

단식 치료부터 시작해서 약치료, 침 치료, 뜸 치료 등 여러 가지 치료를 받으면서 돌덩이처럼 단단해서 움직이지 않던 저의 위장이 좋아지기 시작하더니 이제 80% 이상 기능을 찾았습니다. 위장이 편안하고 좋아지니까 혈당도 정상으로 내려왔고 말입니다. 이젠 병원에서 배운 식사법으로 평소 식습관을 모두 바꿨으며 식단표도 작성해서 잘 이행하고 있습니다.

다른 환자분들께도 감히 제가 한마디 드린다면 아무리 강한 햇살이라도 엎어 놓은 항아리 속을 비추지 못하는 것처럼 아무리 좋은 치료라고 잘 따르지 않으면 어떠한 도움도 받기 어렵습니다. 부디 원장님의 치료에 잘 따르셔서 좋은 결과 있길 바랍니다.

이정자 (여/41)

진단명 : 고혈압, 어지럼증, 정맥류, 만성변비, 심장질환
치료 내용 : 간경화 및 담적패키지 치료

저의 증상들을 한번 나열해보겠습니다.

'고혈압, 명치 통증, 눈 침침함, 다리 정맥류, 어지럼증, 변비, 부정맥'

그냥 대략적으로 보기만 해도 증상이 얼마나 많은지 아실 겁니다. 게다가 직장생활을 하고 있어 마음 편하게 치료를 받을 수 있는 입장도 아니었습니다. 일보다 중요한 나를 위해서 시간 내기가 왜 이렇게 어려웠는지……. 결국은 직장생활을 정리하고 본격적으로 치료를 하기 시작했습니다. 직장은 다시 가질 수 있지만 망가진 내 몸은 다시 회복시키기 어렵다는 생각을 원장님께서 강하게 심어주셨기 때문입니다.

여러 가지 치료를 받았습니다. 전신 치료부터 먹는 약에 이르기까지……. 공진 치료, 각부도포 치료, 전신도포 치료 등 치료 받는 동안도 편안했지만 무엇보다 마음에 들었던 것은 치료 받은 모든 프로그램들이 일시적인 증상을 치료하는 것이 아닌 몸 전체를 개선하는 것으로 자연요법들이라는 것이었습니다. 그리고 죽을 때까지 복용해야 한다던 고혈압 약을 처음으로 끊었습니다.

변을 편안하게 보면서 노폐물이 모두 배출되는 것을 느낄 수 있었습니다. 통증이 있던 복부는 담적이 없어지면서 부드러워졌고 편안해졌습니다. 몸이 가벼워지면서 명쾌한 느낌, 피부도 맑아지고, 정맥류도 많이 좋아졌습니다. 어지럼증도 없어지고 부정맥도 안정적이 되었습니다.

처음 들었던 병명 '담적', 그리고 처음 접해봤던 치료들이 새로운 것들이라 두려움도 있었지만 항상 환자들을 위해 연구하시고 기도하신다는 원장

님의 모습을 뵈니 할 수 있겠다는 자신감도 생겼고 치료를 모두 마치게 되었습니다. 감사합니다. 그리고 항상 연구하고 발전하는 하나한방병원의 모습을 기대 하겠습니다.